JN000795

救急・ICU重要薬
クイックノート

編著 湘南鎌倉総合病院 薬剤部・集中治療部

照林社

編 著

湘南鎌倉総合病院 薬剤部・集中治療部

監 修

小山洋史　湘南鎌倉総合病院 集中治療部

編 集

藤村一軌　湘南鎌倉総合病院 薬剤部

執 筆（五十音順）

大塚秀人　湘南鎌倉総合病院 薬剤部

大森俊和　川崎幸病院 薬剤部

藤村一軌　湘南鎌倉総合病院 薬剤部

宮田祐一　湘南鎌倉総合病院 薬剤部

桃井 歩　湘南鎌倉総合病院 薬剤部

[編集協力]

簑島隆仁　湘南鎌倉総合病院 薬剤部

橋本貴広　湘南鎌倉総合病院 薬剤部

増田貴信　湘南鎌倉総合病院 薬剤部

大塚有佳里　茅ヶ崎徳洲会病院 薬剤部

（2021年8月現在）

はじめに

　医療の現場における多職種連携が叫ばれて久しい。集中治療の現場における医療の質は、「各職種が有機的に連携して、各々が最大限の力を発揮することで達成される」といっても過言ではないであろう。患者さんを「診て」「聴いて」「評価して」「治療する」、そのプロセスに看護師も薬剤師もプレーヤーとして当たり前に参画する時代がもうやってきている。

　医師は他の職種間同士の連携には意外と無頓着なものである。集中治療室で働く看護師がもつ疑問を薬剤師が解決し、薬剤師が困っていることを看護師が手助けする、といったことは日常的に行われているが、医師からはじつはあまり見えていない。

　本書は、日々集中治療室で患者さんと真摯に向き合い、医師・看護師と共闘してきた薬剤師の発案により執筆されている。「薬剤師視点」を随所にちりばめながら、ベッドサイドで実際に投薬を行っている看護師の疑問を解決し、薬剤へのより深い理解へとつながるポイントが記載されている点が、他書にはない大きな特徴である。集中治療室で働く看護師や薬剤師が本書を手に取って調べるだけでなく、たくさん書き込んで自分だけの薬のメモ帳として使っていただきたい。本書をきっかけに、集中治療室での多職種連携がより円滑になれば望外の喜びである。

2021年9月

湘南鎌倉総合病院 集中治療部

小山洋史

薬剤師の立場から

　救急集中治療領域における薬物治療は複雑であり、難しいと感じることも多いかもしれません。私自身が感じているこの領域での薬物治療の特徴として、以下の点が挙げられます。

- ●使用方法を誤ると効果が出ない（救命できない）
- ●使用方法を誤るとキケン（致命的な有害事象が多い）
- ●多剤併用による相互作用・配合変化が多い
- ●判断にスピードが要求される

　つまり、この領域ではより高い薬物治療の質が要求されているのだと思います。

　本書は、現場で看護師から薬剤師へ実際にあった相談内容をもとに" 看護師目線で知りたいこと "、" 薬剤師目線で知っておいてほしいこと "をまとめました。家でじっくり読んで勉強するというよりは、日々の業務の中で「何か注意することはあったかな？」「この使い方でいいのかな？」など、ふとした疑問がわいたときにサッと確認するという、まさに現場で薬剤師に聞いてみるといった感覚で活用していただけるのではないかと思います。現場に出て間もない新人看護師から、もう一度知識を整理したい認定看護師や診療看護師、さらには救急領域に従事している薬剤師まで、幅広く有用なものになると思っています。

　本書が日々の臨床業務や患者さんへの看護ケアの向上に、少しでも役立てることを祈っています。

2021年9月

湘南鎌倉総合病院 薬剤部

藤村一軌

CONTENTS

PART 1 中枢神経

PART 4 血液・凝固

PART 7 代謝・内分泌

PART 8 消化管

PART 9 その他

豆知識

装丁：熊アート　本文デザイン・本文イラスト・図版制作：熊アート
DTP制作：株式会社明昌堂

本書をご使用いただくにあたって

- 本書で紹介している観察や投与時のポイントなどは、各執筆者が臨床例をもとに展開しています。実践によって得られた方法を普遍化すべく万全を尽くしておりますが、万一、本書の記載内容によって不測の事故などが起こった場合、著者、編者、出版社、製薬会社は、その責を負いかねますことをご了承ください。

- 本書に記載している薬剤の情報は、2021年8月現在のものです。原則、医療用医薬品添付文書やガイドラインに基づいて解説しておりますが、記載事項の簡略化をしたところがあります。薬剤の使用にあたっては、患者さんの病態を考慮し、当該医薬品の最新添付文書を十分にお読みいただき、適応・用量などを常にご確認のうえ慎重にご使用ください。特に妊婦・授乳婦・小児について安全性が確立されていない薬剤については、慎重な投与決定がなされるべきであり、投与にあたっては注意が必要です。

- 本書中の商品名は商標登録マークを省略しています。また、一般名の一部を省略し表記しているものもあります。

- 各薬剤の代表的商品の規格は、液体の注射薬(mL もしくは%)、粉の注射薬(mg のみ)、経口薬はバイアル製剤のみ、入れています。

- 掲載した薬剤の商品名は、例として一部を示しています。必ず「自施設の採用薬」を確認してください。なお、本書中の製剤写真は湘南鎌倉総合病院薬剤部の撮影によるもので、一例として掲載しています。

- 薬剤の解説を簡潔にするために、以下の記号・略号を使用しています。

投与経路

| 経口 | 経直腸 | 吸入 | 静注 (静脈注射) | 点滴 (点滴静脈注射) |

| 持続 (持続静脈注射) | 原則CV (中心静脈から) | 筋注 (筋肉注射) |

| 皮下注 (皮下注射) | 硬膜外 (硬膜外注射) | くも膜下 (くも膜下腔注射) |

管理区分

| 劇 (劇物) | 毒 (毒物) | 向 (向精神薬) | 麻 (麻薬) |

| 生物 (生物由来製品) | 特生物 (特定生物由来製品) |

| 冷所 (冷所保管) | ※ 25℃以下で保管が必要な薬剤に対して記載しています。 |

その他

TDM (血中濃度測定が有用な薬剤)

腎 (腎機能が低下している場合、投与量調節が必要な薬剤)

$t_{1/2}$(血中濃度半減期)

t_{max}(最高血中濃度到達時間)

1

中枢神経

中枢神経

呼吸

循環

血液・凝固

感染

腎臓・電解質

代謝・内分泌

消化管

その他

抗けいれん薬（抗てんかん薬）

使用のポイント

- てんかん発作は、救急・集中治療の領域でしばしば遭遇する疾患である。5分間以上発作が続く場合をてんかん重積状態といい、脳への障害を残す可能性があるほか、さまざまな合併症を生じ得るため、**すみやかに発作を抑える必要がある。**

- 初期治療として本邦ではジアゼパム静注を使用していたが、2019年にロラゼパム静注（ロラピタ）が市販され選択肢が増えている。

- てんかん発作が治まった後にも、再発を抑える目的で抗けいれん薬を継続して投与する場合が多い。

- 2次治療としては、ホスフェニトイン、レベチラセタム、フェノバルビタールなどの静注製剤が推奨される。それでもけいれんが抑えられない難治性の場合は、ミダゾラムやプロポフォールなどの鎮静薬の持続投与を考慮する。

てんかん重積状態に対する抗けいれん薬使用フローチャート

5分	30分	60〜120分
早期てんかん重積状態	確定したてんかん重積状態	難治てんかん重積状態

| 第1段階 | 持続 | 第2段階 | 持続 | 第3段階 |

血糖60 mg/dL未満の場合

塩酸チアミン
100 mg 静注
＋
ブドウ糖
50% 50 mL 静注

ジアゼパム
5〜10 mg 静注

ロラゼパム
4 mg 静注

--- 静注が困難な場合 ---

ジアゼパム
注腸

ミダゾラム
鼻腔・口腔内・筋注

ホスフェニトイン
22.5 mg/kg 静注

または

フェノバルビタール
15〜20 mg/kg
静注

または

ミダゾラム
0.1〜0.3 mg/kg
静注
その後
0.05〜0.4 mg/kg/時
持続

または

レベチラセタム
1000〜3000 mg
静注

ミダゾラム
0.05〜0.4 mg/kg/時
持続

または

プロポフォール
1〜2 mg/kg 静注
有効であれば
2〜5 mg/kg/時
持続

または

チオペンタール
3〜5 mg/kg
静注
有効であれば
2〜5 mg/kg/時
持続

または

チアミラール
3〜5 mg/kg 静注
有効であれば
2〜5 mg/kg/時
持続

p.52 の文献 1)-5)より作成
日本神経学会監修,「てんかん診療ガイドライン」作成委員会編:てんかん診療ガイドライン 2018. 医学書院, 東京, 2018:78. より改変して転載

中枢神経・呼吸

循環

血液・凝固

感染

腎臓・電解質

代謝・内分泌

消化管

その他

抗けいれん薬

❶ジアゼパム

代表的商品名 ホリゾン注射液(10 mg/ 2 mL)*、セルシン注射液(5 mg/ 1 mL、10 mg/ 2 mL)、ホリゾン錠、セルシン錠

投与経路 静注 筋注 経口 　管理区分 向

*製剤写真の例

📍 まずココをおさえよう

この患者に使う

- てんかん重積状態の初期治療(けいれん持続5分以上、30分以内)
- アルコール離脱症候群の治療および予防

ここを観察しよう

❶ 呼吸抑制
❷ 循環不全(頻脈・徐脈・血圧低下)
❸ 血栓性静脈炎

投与時のポイント

- 静注の場合は、なるべく太い静脈を選んで、できるだけ緩徐に(2分間以上かけて)注射する。
  → 血栓性静脈炎の危険性がある。
- 原則、生理食塩液などで希釈せず原液のまま使用する。

特　徴

- 高齢者では消失半減期が延長するため、覚醒に時間を要することがある。

自施設の採用薬

もう少し詳しくみてよう

薬効薬理

- 脳内抑制性神経伝達物質である GABA の作用を活性化することで、神経細胞の興奮を抑制する。

作用発現時間　作用持続時間

静注 1～3分　　15～30分

吸収率と換算

- 90％以上　● 換算 経口 10 mg = 静注 10 mg

用法用量

- てんかん重積状態

静注 筋注 初回1回5～10 mg を静注(または筋注)する。

　　※2分以上かけて緩徐に投与

- アルコール離脱症候群の治療および予防

静注 筋注 1回5～20 mg を静注(または筋注)する。

　　　　※2分以上かけて緩徐に投与

経口 1回2～10 mg を1日3～4回経口投与する。

　　※症状に応じて漸減する。

配合変化

- 試料：ジアゼパム注射液 10 mg「タイヨー」
- 規格 pH：6.0～7.0
- pH 変動試験

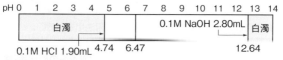

- 主な配合不可薬剤

※他の注射液と混合、または希釈しない。

→アンプル内でアルコールに溶けているため、水溶解液を加えると主成分が析出してしまう。

その他

- 肝障害合併時はロラゼパム(ロラピタ)のほうが推奨される。

5

中枢神経

呼吸

循環

血液・凝固

感染

腎臓・電解質

代謝・内分泌

消化管

その他

抗けいれん薬

❷ホスフェニトイン

---------- 自施設の採用薬 ----------

代表的商品名 ホストイン静注(750 mg/10 mL)

投与経路 点滴　管理区分 劇　冷所 2～8℃

🔍 まずココをおさえよう

この患者に使う

● てんかん重積状態

● けいれん予防(脳外科術後、頭部外傷後、脳出血後)

ここを観察しよう

❶ 徐脈、血圧低下

❷ 眼振、不随意運動、意識障害

　➡中毒症状である可能性があるため血中濃度測定を行う。

投与時のポイント

● 急速静注禁止

　➡心停止、徐脈、血圧低下などのリスクとなる。

　※特に高齢者では投与速度に注意する(「用法用量」参照)。

● 初回投与量と維持投与量が異なる(「用法用量」参照)。

特徴

● 中枢神経系の副作用(鎮静)に比べて**心血管系の副作用(徐脈、血圧低下)**が多い。

● アルブミンが低下した患者では、アルブミンと結合していないフェニトイン(薬効を示す)が血中に増えるため、効果が強く現れる可能性がある。

● TDM 血中濃度の測定が有用な薬剤である。

もう少し詳しくみてみよう

薬効薬理

● 体内で加水分解され、フェニトインとなり抗けいれん作用を示す。

作用発現時間
点滴 t_{max}：15 分以内

作用持続時間
点滴 $t_{1/2}$：12 〜 29 時間

用法用量
点滴

適応	初回	2回目以降
てんかん重積状態	22.5 mg/kg を点滴静注する ※投与速度は 3 mg/kg/ 分または 150 mg/ 分のいずれか低いほうを超えない	5 〜 7.5 mg/kg/日を点滴静注する ※投与速度は 1 mg/kg/ 分または 75 mg/ 分のいずれか低いほうを超えない
けいれん予防	15 〜 18 mg/kg を点滴静注する ※投与速度は 1mg/kg/ 分または 75 mg/ 分のいずれか低いほうを超えない	

配合変化

● 試料：ホストイン静注

● 規格 pH：8.5 〜 9.1

● 主な配合不可薬剤

　カルチコール注射液 8.5%：白濁（直後）、ゲル状（1 時間）

その他

TDM

目標血中濃度	10 〜 20 μg/mL（フェニトインとして）
採血タイミング	トラフ値
中毒発現濃度と中毒症状	20 μg/mL 以上：眼振、不随意運動 30 μg/mL 以上：運動失調 40 μg/mL 以上：意識障害

● 低アルブミン血症の場合は補正濃度で評価する。

　補正濃度 ＝ 実測濃度 ÷(0.9×(アルブミン濃度 /4.4)＋ 0.1)

中枢神経

呼吸

循環

血液・凝固

感染

腎臓・電解質

代謝・内分泌

消化管

その他

抗けいれん薬

❸ レベチラセタム

|代表的商品名| イーケプラ点滴静注(500 mg/ 5 mL)*、イーケプラ錠
(250 mg、500 mg)、イーケプラドライシロップ

|投与経路| 点滴 経口 |管理区分| ー

＊製剤写真の例

まずココをおさえよう

この患者に使う
- てんかん重積状態
- てんかん部分発作

ここを観察しよう
❶ 過鎮静
❷ 精神状態の変化(興奮、攻撃性)
 ➡ 腎機能が低下した患者では効果が強く現れるため特に注意する。

投与時のポイント
- 点滴静注の場合は **15 分かけて投与する**。

特 徴
- 内服薬でも吸収がよいため注射薬と同等の効果が得られる。
- 心血管系の副作用(徐脈、血圧低下)に比べて **中枢神経系の副作用(鎮静)が多い**。
- 腎 腎臓から排泄される薬剤であるため、腎機能が低下した患者では投与量の減量が必要である。
- TDM 血中濃度測定はルーチンで行うほどの有用性はない。
 ➡ 効果が得られない場合や中毒を疑った場合などに測定するとよい。

自施設の採用薬

📍 もう少し詳しくみてよう

薬効薬理

● 神経伝達物質の放出の制御に関係しているとされる、神経終末のシナプスと特異的に結合し発作を抑制する。

作用発現時間

点滴 t_{max}：5〜30分

経口 t_{max}：1時間以内

作用持続時間

点滴 経口 $t_{1/2}$：6〜8時間

※腎機能低下患者は延長する。

吸収率と換算

● 100%　● 換算 経口 1000 mg ＝ 点滴 1000 mg

用法用量

点滴 経口 1回 500 mg を1日2回投与する。

※適宜増減（1日最大 3000 mg）

※静注の場合は 15 分かけて投与する。

※腎機能低下患者は用量調節が必要である。

配合変化

● 試料：イーケプラ点滴静注

● 規格 pH：5.0〜6.0

● 主な配合不可薬剤

アレビアチン注：結晶析出（1時間）

その他

TDM

目標血中濃度	12〜46 µg/mL
採血タイミング	トラフ値
中毒発現濃度と中毒症状	過量投与で過鎮静となる ※ TDM はルーチンで行うほどの有用性はないといわれている

中枢神経

呼吸

循環

血液・凝固

感染

腎臓・電解質

代謝・内分泌

消化管

その他

抗けいれん薬

❹ フェノバルビタール

自施設の採用薬

代表的商品名 ノーベルバール静注用(250 mg)
投与経路 点滴 管理区分 向 劇

📍 まずココをおさえよう

この患者に使う
● てんかん重積状態
● 新生児けいれん

ここを観察しよう
❶ 呼吸抑制
❷ 血圧低下
❸ 過鎮静、傾眠、歩行失調
　➡中毒症状である可能性があるため血中濃度測定を行う。

投与時のポイント
● 初回投与量と維持投与量が異なる(「用法用量」参照)。
● 10分以上かけて投与する。

特徴
● 催眠作用もあるので、意識の評価が難しくなる。
● 作用時間が6時間以上と長いので、投与終了後も作用が遷延する。
● 持続的腎代替療法(CRRT)施行中は通常投与量より高用量が必要となる。
● TDM 血中濃度の測定が有用な薬剤である(「その他」参照)。

📍 もう少し詳しくみてみよう

薬効薬理

● 脳内抑制性神経伝達物質である GABA のバルビツール酸誘導体結合部位に結合し、作用を活性化することで神経細胞の興奮を抑制する。

作用発現時間

点滴 5分以内

作用持続時間

点滴 6時間以上

用法用量

● てんかん重積状態

点滴

初回 15 ～ 20 mg/kg を 10 分以上かけて点滴静注する。

※維持量に関して添付文書上記載がないが、2 ～ 4 mg/kg 程度を 1日 1 回投与し、血中濃度に応じて調節する。

● 新生児けいれん

点滴

初回 20 mg/kg、維持量 2.5 ～ 5 mg/kg を 1 日 1 回 10 分以上かけて点滴静注する。

配合変化

● 試料：ノーベルバール静注用
● 規格 pH：9.2 ～ 10.2
● 主な配合不可薬剤

アミカシン硫酸塩注射用「日医工」：白色懸濁(直後)

イノバン注：無色澄明・微白色沈殿(3時間)

ケイツーN静注：淡黄白色懸濁(直後)

ゲンタシン注：白色沈殿(1時間)

その他

TDM

目標血中濃度	10 ～ 35 µg/mL
採血タイミング	トラフ値
中毒発現濃度と中毒症状	35 µg/mL 以上：過鎮静、運動失調 100 ～ 150 µg/mL 以上：致死的

中枢神経

呼吸

循環

血液・凝固

感染

腎臓・電解質

代謝・内分泌

消化管

その他

鎮痛薬

使用のポイント

● ICU 患者は**外科系、内科系にかかわらず、安静時でも強い痛みを経験している**といわれている。痛みによって引き起こされるストレス反応は、ICU 患者に対して組織灌流不全や組織酸素分圧といった有害な結果をもたらす。そのため、すべての ICU 患者の痛みを評価し、適切な鎮痛薬を使用することは重要である。

● 鎮痛評価ツールとして、コミュニケーションのとれる場合は NRS（Numerical Rating Scale）、意識障害患者や人工呼吸管理中の患者に対しては BPS（Behavioral Pain Scale）や CPOT（Critical Care Pain Observation Tool）を用いる。

● ICU 患者の痛みに対してはフェンタニルなどのオピオイド静注製剤が第 1 選択であるが、オピオイド関連の副作用を減少させるために他の非オピオイド系の鎮痛薬を使用してもよい。鎮痛薬の特徴をそれぞれ把握し選択することが重要である。

CPOT-J(日本語版 Critical-care Pain Observation Tool)

指標	状態	説明	点
表情	筋の緊張がまったくない	リラックスした状態	0
	しかめ面・眉が下がる・眼球の固定・まぶたや口角の筋肉が萎縮する	緊張状態	1
	上記の顔の動きと目をぎゅっとするに加え固く閉じる	顔をゆがめている状態	2
身体運動	まったく動かない（必ずしも無痛を意味していない）	動きの欠如	0
	緩慢かつ慎重な運動・疼痛部位を触ったりさすったりする動作・体動時注意をはらう	保護	1
	チューブを引っ張る・起き上がろうとする・手足を動かす/ばたつく・指示に従わない・医療スタッフを叩く・ベッドから出ようとする	落ち着かない状態	2
筋緊張（上肢の他動的屈曲と伸展による評価）	他動運動に抵抗がない	リラックスした状態	0
	他動運動に抵抗がある	緊張状態・硬直状態	1
	他動運動に強い抵抗があり、最後まで行うことができない	極度の緊張状態あるいは硬直状態	2
人工呼吸器の順応性（挿管患者）	アラームの作動がなく、人工呼吸と同調した状態	人工呼吸器または運動に許容している	0
	アラームが自然に止まる	咳き込むが許容している	1
または	非同調性：人工呼吸器の妨げ、頻回にアラームが作動する	人工呼吸器に抵抗している	2
発声（抜管された患者）	普通の声の調子で話すか、無音	普通の声で話すか、無音	0
	ため息・うめき声	ため息・うめき声	1
	泣き叫ぶ・すすり泣く	泣き叫ぶ・すすり泣く	2

山田章子, 池松裕子：日本語版 Critical-Care Pain Observation Tool（CPOT-J）の信頼性・妥当性・反応性の検証. 日集中医誌 2016：23(2)：134. より転載

● 挿管の有無、意識レベルに関係なく使用できる。

13

中枢神経

呼吸

循環

血液・凝固

感染

腎臓・電解質

代謝・内分泌

消化管

その他

鎮痛薬

❺ アセトアミノフェン

| 代表的商品名 | アセリオ静注液バッグ(1000 mg/100 mL)※、カロナール錠、カロナール細粒、カロナール坐剤

投与経路 点滴 経口 経直腸 管理区分 劇 (アセリオ静注液バッグ、カロナール錠 500 mg、カロナール坐剤 400 mg、カロナール細粒 50%) 冷所 1 ～ 15℃ (カロナール坐剤)

※製剤写真の例

📍 まずココをおさえよう

この患者に使う

● さまざまな疼痛

● 発熱

ここを観察しよう

❶ 肝機能障害

　➡特に 1 日 2000 mg を超える場合は注意

❷ 血圧(低下する)

投与時のポイント

● 注射薬の場合、投与後に最大血中濃度となり、最大限の鎮痛効果を得るために **15 分かけて投与する。**

● 血圧低下を起こすことがある。

特徴

● 内服でも吸収がよいため、注射薬と同等の効果が得られる。

● 安全性は高く、高齢者、妊婦や小児にも使用しやすい。

● 非ステロイド性抗炎症薬(NSAIDs)とは異なり、抗炎症効果はない。

● [TDM] アセトアミノフェン過量摂取時は血中濃度測定が推奨される。解毒薬として「**92** アセチルシステイン」を投与する。

もう少し詳しくみてみよう

薬効薬理

● 視床下部の体温調整中枢への作用により解熱作用を、視床と大脳皮質に作用して痛覚閾値を上昇させることにより鎮痛作用を示す。

作用発現時間

[経口] 1時間未満

[点滴] 鎮痛5〜10分(ピーク効果1時間後)、解熱30分以内

作用持続時間

[経口] 鎮痛4〜6時間

[点滴] 鎮痛4〜6時間、解熱6時間以上

吸収率と換算

● 100%（経口）、80〜90%（坐剤）
● 換算 [経口] [経直腸] 100 mg ≒ [点滴] 100 mg

用法用量

[点滴] 1回300〜1000 mgを15分かけて投与する。
　➡ 繰り返す場合は4〜6時間ごとに投与し、**1日最大4000 mg**までとする。

[経口] [経直腸] 1回300〜1000 mgを4〜6時間ごとに投与する。
　➡ **1日最大4000 mg**までとする。

配合変化

● 試料：アセリオ静注液バッグ
● 規格pH：5.0〜6.0
● 主な配合不可薬剤
　セルシン注射液：白色混濁(直後)
　ラボナール注射用：ゲル化(直後)、白沈(30分)

その他

● 中毒時はアセチルシステインの投与を考慮する（「**92** アセチルシステイン」参照）。

15

中枢神経

呼吸

循環

血液・凝固

感染

腎臓・電解質

代謝・内分泌

消化管

その他

鎮痛薬

❻ロキソプロフェン

代表的商品名 ロキソニン錠®、ロキソニン細粒

投与経路 経口 管理区分 ー

* 製剤写真の例

📍 まずココをおさえよう

この患者に使う

● さまざまな疼痛

● 発熱

ここを観察しよう

❶ 鎮痛

❷ 呼吸状態(喘息を誘発することがある)

❸ 消化器症状(消化性潰瘍)

❹ 心不全(増悪することがある)

❺ 腎機能(増悪することがある)

投与時のポイント

● **アスピリン喘息**患者に禁忌　●重篤な**心不全**患者に禁忌

● **消化性潰瘍**のある患者に禁忌　●重篤な**腎障害**患者に禁忌

特　徴

● 非ステロイド性抗炎症薬(NSAIDs)と呼ばれ、鎮痛作用、解熱作用、抗炎症作用を示す。

● アスピリン喘息に限らず、喘息患者は増悪する可能性があるため選択しない。

● ステロイドとの併用時に消化性潰瘍リスクが上昇する。

● アセトアミノフェン同様、血圧低下を起こす可能性がある。

自施設の採用薬

📍 もう少し詳しくみてみよう

薬効薬理
● 炎症・疼痛にかかわるプロスタグランジンの生合成を抑制することで、鎮痛作用・抗炎症作用を示す。

作用発現時間
経口 30 分以内

作用持続時間
経口 $t_{1/2}$：約 75 分

用法用量
経口 1 回 60 mg（頓用では 1 回 60 〜 120 mg）を経口投与する。
　　➡ 1 日 180 mg までとする。

その他
● アセトアミノフェンによる血圧低下は有名だが、NSAIDs も同様に血圧を下げることが知られている[4]。
● 喘息患者＝ NSAIDs 禁忌というわけではない。
● 喘息発作が起きるときは NSAIDs 投与後 1 時間以内に鼻閉や咳、呼吸症状の変化が出現することが多い。また、鼻茸や副鼻腔炎がある患者ではリスクが高まる。
● 心不全増悪による入院リスクは NSAIDs の種類によって異なることが知られている[5]。

心不全増悪による入院リスク

NSAIDs の種類	オッズ比（95%信頼区間）
インドメタシン（インフリー）	1.51（1.33-1.71）
イブプロフェン（ブルフェン）	1.18（1.12-1.23）
ケトプロフェン（カピステン）	1.03（0.96-1.11）
セレコキシブ（セレコックス）	0.96（0.90-1.02）
エトドラク（ハイペン）	0.87（0.63-1.19）

※日本でよく使用されるロキソプロフェンは世界的なデータに乏しい。

中枢神経

呼吸

循環

血液・凝固

感染

腎臓・電解質

代謝・内分泌

消化管

その他

鎮痛薬

❼ペンタゾシン

------- 自施設の採用薬 -------

代表的商品名 ソセゴン注射液(15 mg/ 1 mL、30 mg/ 1 mL)

投与経路 静注 筋注 皮下注　管理区分 劇 向

📍まずココをおさえよう

この患者に使う
● 各疾患による急性疼痛

ここを観察しよう
❶ 呼吸抑制
❷ 精神状態の変化

投与時のポイント
● 麻薬をすでに使用している場合は作用が拮抗する可能性があり、離脱症状や鎮痛効果減弱を引き起こす可能性がある。
● 交感神経刺激作用があり、心血管疾患患者には適さない。
● 鎮静薬との併用で呼吸抑制が現れやすい。
● 高齢者では中枢興奮作用で錯乱することがある。

特　徴
● 習慣・依存性がある。
● 各がん種、術後、胃・十二指腸潰瘍、腎・尿路結石、閉塞性動脈炎、胃・尿管・膀胱検査器具使用時などの疼痛と適応は広い。
● 鎮痛作用には天井効果があり、ある程度の量以上に投与量を増やしても効果は頭打ちとなる。

● もう少し詳しくみてみよう

薬効薬理

● 中枢神経における刺激を抑制することにより、鎮痛効果を示す。

作用発現時間

筋注 皮下注 15 ～ 20 分

静注 2 ～ 3 分

作用持続時間

静注 2 ～ 3 時間

用法用量

静注 筋注 皮下注

1 回 15 mg を必要に応じて、3 ～ 4 時間ごとに反復注射する。

※持続静注は推奨されていない。

配合変化

● 試料：ソセゴン注射液 15 mg/1 mL

● 規格 pH：3.5 ～ 5.5

● pH 変動試験

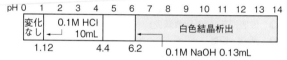

● 主な配合不可薬剤

デカドロン注射液	白沈(直後)
ネオフィリン注	白濁(直後)、白沈(24 時間)
ビタシリン注射用	結晶析出(直後)
ファンガード点滴用	沈殿析出(直後)
水溶性プレドニン	白沈(直後)
ラシックス注	白濁(直後)、白沈(24 時間)
リンデロン注	結晶析出(直後)

19

自施設の採用薬

鎮痛薬

❽フェンタニル

代表的商品名 フェンタニル注射液(0.1 mg/ 2 mL、0.25 mg/ 5 mL、0.5 mg/10 mL)

投与経路 静注 持続 硬膜外 くも膜下　管理区分 麻 劇

📍 まずココをおさえよう

この患者に使う

● 人工呼吸管理中の鎮痛
● 激しい疼痛(術後疼痛、がん性疼痛など)に対する鎮痛
● 気管挿管時の鎮痛

ここを観察しよう

❶ 呼吸抑制(呼吸回数減少)
❷ 悪心・嘔吐
❸ 腸管蠕動運動低下(便秘)

投与時のポイント

● 高齢者では副作用が現れやすいので半量など低用量から開始する。

特　徴

● 救急・集中治療領域で最も頻用されるオピオイドである。
● 拮抗薬(ナロキソン)は作用時間が短く、フェンタニルの効果が再燃する可能性があるので使用時には注意が必要である(「❾❺ナロキソン」参照)。
● 鎮痛作用に天井効果はなく、増量するほど効果が強まるが、副作用の発現率も上昇する。

20

もう少し詳しくみてよう

薬効薬理
- 痛覚伝達の抑制などにかかわる μ オピオイド受容体に作用し、強力な鎮痛効果を示す。

作用発現時間
[静注] 即時

作用持続時間
[静注] 0.5 ～ 1 時間

用法用量
- 人工呼吸管理中の鎮痛
  [持続] 10 ～ 100 μg／時で持続静注する。
  ※年齢、全身状態に応じて適宜増減する。
- 激しい疼痛(術後疼痛、がん性疼痛など)に対する鎮痛
  [静注] [持続] 1 ～ 2 μg/kg を緩徐に静注後、1 ～ 2 μg/kg／時で持続静注する。
  [硬膜外] 単回投与法:1 回 25 ～ 100 μg を硬膜外腔に注入する。
  持続注入法:25 ～ 100 μg／時で硬膜外腔に持続注入する。
  [くも膜下] 単回投与法:1 回 5 ～ 25 μg をくも膜下腔に注入する。
  ※年齢、全身状態に応じて適宜増減する。
- 気管挿管時の鎮痛
  [静注] 1 ～ 3 μg/kg を静注する。

[組成例]
フェンタニル 0.1 mg 10 管(20 mL)＋ 5 ％ブドウ糖液 30 mL
→フェンタニル 20 μg/mL

配合変化
- 試料:フェンタニル注射液「第一三共」
- 規格 pH:4.5 ～ 6.5
- 主な配合不可薬剤:－

中枢神経

呼吸

循環

血液・凝固

感染

腎臓・電解質

代謝・内分泌

消化管

その他

- 自施設の採用薬

鎮痛薬

❾モルヒネ

代表的商品名 モルヒネ塩酸塩注射液(10 mg/ 1 mL、50 mg/ 5 mL、200 mg/ 5 mL)

投与経路 静注 持続 皮下注 硬膜外 くも膜下 管理区分 麻 劇

📍 まずココをおさえよう

この患者に使う

- 激しい疼痛に対する鎮痛(急性心筋梗塞など)
- 人工呼吸管理中の鎮痛(特に呼吸促迫が強い場合)
- 呼吸困難に対する緩和療法

ここを観察しよう

❶ 血圧(低下する)　　　❷ 呼吸抑制(呼吸回数減少)

❸ 悪心・嘔吐　　　　　❹ 腸管蠕動運動低下(便秘)

投与時のポイント

- ヒスタミン遊離作用があり、血圧低下や顔面などの発赤を認めることがある。
- 鎮痛作用に天井効果はなく、増量するほど効果が強まるが、副作用の発現率も上昇する。

特徴

- がん疼痛に対して第1選択薬である。
- 腎 活性代謝物(M6G)が腎排泄なので、腎機能が低下している患者は作用・副作用が強く出る可能性がある。
- 拮抗薬(ナロキソン)は作用時間が短く、モルヒネの効果が再燃する可能性があるので使用時には注意が必要である(「❾❺ ナロキソン」参照)。

📍 もう少し詳しくみてみよう

薬効薬理

- 主に μ 受容体に作用して痛覚の感受性を減らし鎮痛作用を示す。
- 呼吸・咳嗽中枢を抑制し、呼吸鎮静作用、鎮咳作用を現す。

作用発現時間   ### 作用持続時間

静注 5〜10分   静注 3〜5時間

※腎機能低下時は延長する。

用法用量

● 激しい疼痛に対する鎮痛

静注 皮下注 1回5〜10 mg を皮下注または静注する。

持続 各がん種での中等度から高度疼痛に対しては1日50〜200 mg を持続静注または持続皮下注する。

硬膜外 1回2〜6 mg を硬膜外腔に注入する。硬膜外腔に持続注入する場合は2〜10 mg/日を投与する。

くも膜下 1回0.1〜0.5 mg をくも膜下腔に注入する。

● 人工呼吸管理中の鎮痛

持続 0.5〜3 mg/時で持続静注する。

※年齢、全身状態に応じて適宜増減する。

● 呼吸困難に対する緩和療法（保険適用外）

持続 皮下注 1日5〜10 mg を持続静注または持続皮下注する。

配合変化

- 試料：モルヒネ塩酸塩注射液「第一三共」(1％)
- 規格 pH：2.5〜5.0
- pH 変動試験

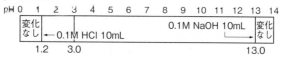

- 主な配合不可薬剤

リンデロン注 20 mg ＋生理食塩液 5 mL：結晶析出（3時間）

中枢神経

呼吸

循環

血液・凝固

感染

腎臓・電解質

代謝・内分泌

消化管

その他

鎮痛薬

❿ ケタミン

代表的商品名	ケタラール静注用(50 mg/ 5 mL、200 mg/20 mL)[*]、
	ケタラール筋注用(500 mg/10 mL)

投与経路 静注 筋注　管理区分 麻 劇

[*]製剤写真の例

📍 まずココをおさえよう

この患者に使う

- ● ショック時の麻酔導入や緊急気管挿管時
- ● 呼吸循環抑制を避けたい鎮痛・鎮静

ここを観察しよう

❶ 血圧上昇
→一過性に起こる(投与後1〜5分以内がピーク)。

❷ 頻脈
→一過性に起こる(投与後1〜3分以内がピーク)。

❸ 呼吸抑制

❹ 悪心・嘔吐

❺ 唾液分泌量の増加

❻ 悪夢、せん妄

投与時のポイント

- ● 呼吸抑制は急速静注時に起こりやすい。自発呼吸下に鎮静を行う場合は1分以上時間をかける。
- ● 心機能が低下した心不全や心筋梗塞では不整脈を起こす可能性がある。
- ● 脳圧亢進を起こす可能性があるので、頭部外傷などの患者では注意する。

24

特　徴

- 血圧上昇、心拍数増加作用があるため、循環動態が不安定な患者に使用しやすい。
- 筋弛緩作用はない。
- 意識がある状態での鎮静・鎮痛のため、体動することもある。
- 気管支拡張作用がある。
  ⇒喘息患者に使用することもある。
- 筋注用製剤もあり、投与ルートが確保困難の場合の処置時にも使用できる。

もう少し詳しくみてみよう

薬効薬理
- 興奮性神経伝達の抑制により、鎮痛作用を示す。

作用発現時間
静注 麻酔：30秒以内

筋注 麻酔：3～4分、鎮痛：10～15分以内

作用持続時間
静注 麻酔：5～10分、回復：1～2時間

筋注 麻酔：12～25分、鎮痛：15～30分、回復：3～4時間

用法用量
静注 初回1～2mg/kgを1分以上かけて緩徐に静注し、必要に応じて初回量と同量または半量を追加投与する。

筋注 初回5・10mg/kgを筋注し、必要に応じて初回量と同量または半量を追加投与する。

配合変化
- 試料：ケタラール静注用
- 規格pH：3.5～5.5
- 主な配合不可薬剤
  ラシックス注：混濁

中枢神経

呼吸

循環

血液・凝固

感染

腎臓・電解質

代謝・内分泌

消化管

その他

鎮静薬

使用のポイント

- 鎮静の目的は、患者の快適性・安全性の確保(不安・不穏の防止)、酸素消費量・基礎代謝量の減少、換気の改善と圧外傷の減少などが挙げられる。一方で、過度の鎮静は人工呼吸期間や ICU 入室期間を延長させることが明らかになっている。そのため、鎮静薬使用を必要最小限にする**浅い鎮静管理を目標**とし、1日のうちで鎮静を中断する時間をつくり評価することで**過度な鎮静を回避する**ことが推奨される。

- 鎮静の評価ツールとしては主に RASS(Richmond Agitation-Sedation Scale)が頻用される。

- 意識レベル低下、呼吸循環抑制を回避し、安全な鎮静管理を行うために各鎮静薬の効果持続時間などの特徴を理解することが必要である。

RASS（Richmond Agitation-Sedation Scale）

スコア	用語	説明
+4	闘争的	明らかに闘争的であるか、暴力的である。スタッフへの危険が差し迫っている
+3	非常に興奮	チューブまたはカテーテルを引っ張ったり抜いたりする。または、スタッフに対して攻撃的な行動がみられる
+2	興奮	頻繁に目的のない動きがみられる。または、人工呼吸器との同調が困難である
+1	落ち着きがない	不安、あるいは心配そうであるが、動きは攻撃的であったり、激しく動くわけではない
0	意識が清明で穏やか	
−1	傾眠	完全に清明ではないが、声に対し持続的に開眼し、アイコンタクトがある（10秒を超える）
−2	浅い鎮静	声に対し短時間開眼し、アイコンタクトがある（10秒未満）
−3	中程度鎮静	声に対してなんらかの動きがある（しかし、アイコンタクトはない）
−4	深い鎮静	声に対して動きはみられないが、身体刺激で動きがみられる
−5	昏睡	声でも身体刺激でも反応はみられない

評価方法

> ステップ1
> 30秒間、患者を観察する。これ（視診のみ）によりスコア0〜+4を判定する。

> ステップ2
> ❶ 大声で名前を呼ぶか、開眼するように言う
> ❷ 10秒以上アイ・コンタクトができなければ繰り返す 以上2項目（呼びかけ刺激）によりスコア−1〜−3を判定する
> ❸ 動きが見られなければ、肩をゆするか、胸骨を摩擦する これ（身体刺激）により、スコア−4、−5を判定する

日本呼吸療法医学会 人工呼吸中の鎮静ガイドライン作成委員会：人工呼吸中の鎮静のためのガイドライン. 人工呼吸 2007：24（2）：153. より転載

● 人工呼吸管理中は RASS−2〜0の浅い鎮静が推奨される。

中枢神経

呼吸

循環

血液・凝固

感染

腎臓・電解質

代謝・内分泌

消化管

その他

自施設の採用薬

鎮静薬

⓫ デクスメデトミジン

代表的商品名 プレセデックス静注液(200 μg/瓶、200 μg/50 mL)

投与経路 持続 管理区分 劇

📍 まずココをおさえよう

この患者に使う

● 人工呼吸管理中の鎮静(浅い鎮静をめざすとき)
● 非挿管患者に対する鎮静(NPPV*使用中など)
● せん妄の発生予防

ここを観察しよう

❶ 徐脈、血圧低下　　❷ 呼吸抑制

投与時のポイント

● 初回負荷投与は行わずに維持用量の範囲内で開始する。
　⇒血圧上昇または低血圧、徐脈をきたすことがある。
● **急速静注投与禁止**
　⇒徐脈、血圧低下、呼吸抑制が起こる。
● 肝機能障害や腎機能障害がある患者では鎮静作用の増強が
　生じる恐れがあるため、投与速度を減速することを考慮する。

特徴

● 軽い刺激で容易に覚醒し、意思の疎通が良好であり、呼吸
　抑制がほとんどない。
● ミダゾラムやプロポフォールと比べてせん妄の発生が少な
　い可能性がある。
● 鎮痛作用(デクスメデトミジン単独では弱い)をもつため、
　オピオイドとの併用によりオピオイド節減効果がある。

● 抗けいれん作用はない。

* NPPV（noninvasive positive pressure ventilation）：非侵襲的陽圧換気

📍 もう少し詳しくみてみよう

薬効薬理

● 上位中枢の興奮と覚醒に関与している中枢性α₂アドレナリン受容体に作用することで、負のフィードバックによりノルアドレナリンの放出が抑制され、鎮静作用を示す。

作用発現時間   作用持続時間

[持続] 5〜10分   [持続] 1〜2時間（用量依存）

用法用量

[持続] 0.2〜0.7 μg/kg/時（体重50 kgの場合10〜35 μg/時）で持続静注する。

※組成例：デクスメデトミジン1V 200 μg＋5％ブドウ糖液 48 mL

➡4 μg/mL（シリンジ製剤と同じ濃度）

※原則、急速静注投与はしない。

配合変化

● 試料：デクスメデトミジン静注液200 μg「ニプロ」

● 規格pH：4.5〜7.0

● pH変動試験

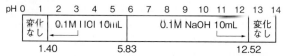

pH 0	1	2	3	4	5	6	7	8	9	10	11	12	13	14

変化なし｜0.1M HCl 10mL｜0.1M NaOH 10mL｜変化なし

1.40　　　　　5.83　　　　　12.52

● 主な配合不可薬剤：−

中枢神経

呼吸

循環

血液・凝固

感染

腎臓・電解質

代謝・内分泌

消化管

その他

鎮静薬

⓬ ミダゾラム

代表的商品名	ドルミカム注射液(10 mg/ 2 mL)＊、
	ミダフレッサ静注(10 mg/10 mL)

投与経路 静注 持続 筋注 　管理区分 向

＊製剤写真の例

📍 まずココをおさえよう

この患者に使う

- 人工呼吸管理中の鎮静
- 気管挿管時の鎮静
- てんかん重積状態

ここを観察しよう

❶ せん妄・精神状態　　❷ 呼吸抑制　　❸ 血圧低下

投与時のポイント

- 長期間(48 〜 72 時間以上)持続投与すると鎮静作用が遷延する可能性がある。
- 腎 活性代謝物が腎排泄なので、腎機能が低下している患者は作用・副作用が強く出る可能性がある。

特 徴

- 鎮痛作用はないが、抗けいれん作用はある。
- 他の鎮静薬と比べて血圧低下のリスクが低い。
- アルコール、ベンゾジアゼピン系離脱症候群のリスクがある場合にも有用である。
- 拮抗薬にフルマゼニル(アネキセート)があるが、作用時間が短いため、ミダゾラムの効果が再燃することがあるため注意する(「㉚フルマゼニル」参照)。

もう少し詳しくみてみよう

薬効薬理

● ベンゾジアゼピン受容体にはたらき、脳内抑制性神経伝達物質である GABA の作用を活性化し、神経細胞の興奮を抑制する。

作用発現時間

| 静注 | 3～5分 |
| 筋注 | 15分 |

作用持続時間

| 静注 | 2時間未満(用量依存) |
| 筋注 | 2～6時間 |

※腎機能低下時は延長する。

用法用量

● 人工呼吸管理中の鎮静

[持続] 0.01 ～ 0.1 mg/kg/ 時で持続静注する。

● てんかん重積状態(保険適用外)

[静注] [持続] 0.1 ～ 0.3 mg/kg 静注後、0.05 ～ 0.4 mg/kg/ 時で
持続静注する(最大2mg/kg/ 時まで増量可能)。

[筋注] 静脈確保が困難な場合は 10 mg を筋注する。

配合変化

● 試料:ドルミカム注射液　規格 pH:2.8 ～ 3.8

● pH 変動試験

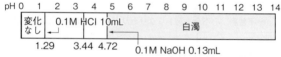

pH 0　1　2　3　4　5　6　7　8　9　10　11　12　13　14

| 変化なし | 0.1M HCl 10mL | | 白濁 |

1.29　　3.44 4.72

0.1M NaOH 0.13mL

● 主な配合不可薬剤

オメプラール注用	不溶物析山(直後)
カルチコール注射液 8.5% 5mL	白沈(直後)
キシロカイン注射液2%	白濁(直後)
ソル・コーテフ注射用	白濁(直後)
ネオフィリン注	白沈(直後)
ファンガード点滴用	白濁(直後)
ヘパリン Na 注「モチダ」	白沈(直後)
メイロン静注7%	白濁(直後)、結晶析出(3時間)
ラシックス注	白濁(直後)、白色浮遊物(3時間)

中枢神経

呼吸

循環

血液・凝固

感染

腎臓・電解質

代謝・内分泌

消化管

その他

鎮静薬

---- 自施設の採用薬 ----

ⓑ プロポフォール

代表的商品名 1% ディプリバン注(10 mg/mL)

投与経路 静注 持続 点滴　管理区分 劇　冷所 25℃以下

※メーカーにより異なる

写真はプロポフォール静注1% 100mL「マルイシ」

📍 まずココをおさえよう

この患者に使う

● 人工呼吸管理中の鎮静

● 気管挿管時の鎮静

● てんかん重積状態

ここを観察しよう

❶ 血圧低下　❷ 静脈炎

❸ プロポフォール注入症候群

⇒不整脈、心不全、高トリグリセリド血症、横紋筋融解症など

投与時のポイント

● 急速静注は慎重に行う。

⇒血圧低下を起こす。

● 末梢静脈投与をした場合に注射時の疼痛が生じる場合があり、長期投与により静脈炎に至る可能性もある。

● 微生物汚染を受けやすいため、プロポフォールと輸液セットは注入開始後12時間以内に交換することが望ましい。

● 卵や大豆アレルギーがある患者はアレルギー反応を起こす危険性がある(卵黄レシチンと大豆油を含有するため)。

● フタル酸ジ-2-エチルヘキシル(DEHP)が溶出する。

⇒ DEHP フリーもしくは PVC フリーの輸液セットを用いる。

- 覚醒がすみやかであるため、1日1回の鎮静中断の実施に有用である。
- 鎮痛作用はないが、抗けいれん作用を有する。
- 1％プロポフォール 1.0 mL あたり約 0.1 g の脂質を含有しており、約 1.1 kcal/mL のカロリーとなる。

もう少し詳しくみてみよう

薬効薬理

- 脳に作用し麻酔状態が得られるが、詳しい作用機序は解明されていない。

作用発現時間 　　　　　　　 作用持続時間

静注 9～52秒(平均30秒)　　　静注 3～10分(長期使用では延長する)

用法用量

- 人工呼吸管理中の鎮静

静注 0.3 mg/kg を5分間かけて静注し、

点滴 持続 0.3～3 mg/kg/ 時にて点滴静注する。

※ 50 kg の場合 15～150 mg/ 時 → 1.5～15 mL/ 時

- てんかん重積状態(保険適用外)

静注 1～2 mg/kg で静注し、有効であれば

点滴 持続 2～5 mg/kg/ 時で持続投与する。

配合変化

- 試料：1％ディプリバン注
- 規格 pH：7.0～8.5
- 主な配合不可薬剤

※外観から配合変化を確認することは困難である。

※ DEHP が溶出するため、DEHP フリーもしくは PVC フリーの輸液セットを用いる(p.301 参照)。

その他

- 高用量(5 mg/kg/ 時以上)、長期間投与(48 時間以上)はプロポフォール注入症候群のリスクとなる。

中枢神経

呼吸

循環

血液・凝固

感染

腎臓・電解質

代謝・内分泌

消化管

その他

せん妄治療予防薬・睡眠薬

せん妄治療予防薬 使用のポイント

● せん妄とは急性(数時間〜数日)に出現し、症状に日内変動のある一過性の意識変容と定義される。ICUにおける**せん妄は死亡率を上昇させ、ICU滞在期間の延長などを起こす**ことが知られている。

● 評価ツールとしてCAM-ICU(Confusion Assessment Method for the ICU)やICDSC(Intensive Care Delirium Screening Checklist)が用いられる。

● 治療の原則は原疾患の治療や早期リハビリテーション・離床、環境の改善、身体拘束の解除などの非薬物療法が推奨される。また、せん妄の要因となる薬剤としてベンゾジアゼピン系睡眠薬やオピオイドなどがあり、それら薬剤の中止や変更も念頭におく。

● ICU患者におけるせん妄期間を短縮する薬剤やせん妄を予防する薬剤は有効な薬物治療に関するデータが少なく推奨される薬剤はない。せん妄予防・治療に対して明確な治療薬の推奨はなされていないが、日常診療にてせん妄患者に使用される薬剤についてはおさえておきたい内容である。

睡眠薬 使用のポイント

● 重症患者の睡眠を改善させる薬物としてはベンゾジアゼピン受容体作動薬が最も汎用されているが、**せん妄や呼吸抑制などのリスクとなる**ため慎重に使用する必要がある。

● ベンゾジアゼピン受容体作動薬とは異なる作用機序をもつ薬剤としてメラトニン受容体作動薬やオレキシン受容体拮抗薬が注目されているが、現時点では重症患者の睡眠促進のためのいかなる薬物も、推奨を考慮するには情報が不十分である。

睡眠薬の分類

分類	特徴	代表的薬剤
ベンゾジアゼピン受容体作動薬	ベンゾジアゼピン系	
	● 睡眠作用以外に、抗不安作用、筋弛緩作用、抗けいれん作用などをもち、薬剤ごとにそれぞれ強さが異なる ● 依存性、離脱症状を起こしやすい	トリアゾラム(ハルシオン) エチゾラム(デパス) ブロチゾラム(レンドルミン) ロルメタゼパム(エバミール) エスタゾラム(ユーロジン) フルニトラゼパム(サイレース) ニトラゼパム(ベンザリン) クアゼパム(ドラール)　など
	非ベンゾジアゼピン系	
	● 短時間作用 ● 筋弛緩作用がないため、脱力やふらつきが少ない	ゾルピデム(マイスリー) ゾピクロン(アモバン) エスゾピクロン(ルネスタ)
メラトニン受容体作動薬	● 作用は弱く即効性はない ● 睡眠リズムを整える	ラメルテオン(ロゼレム)
オレキシン受容体拮抗薬	● 即効性があり、中途覚醒や早期覚醒に効果を示す	スボレキサント(ベルソムラ)

中枢神経

呼吸

循環

血液・凝固

感染

腎臓・電解質

代謝・内分泌

消化管

その他

CAM-ICU (Confusion Assessment Method for the ICU)

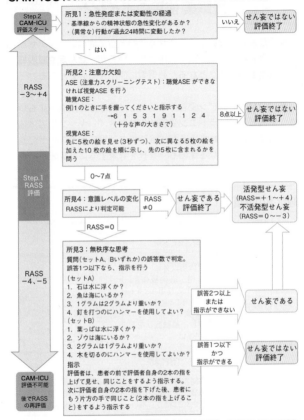

Step.2 CAM-ICU 評価スタート

所見1：急性発症または変動性の経過
・基準線からの精神状態の急性変化があるか？
・（異常な）行動が過去24時間に変動したか？

→ いいえ → **せん妄ではない 評価終了**

↓ はい

所見2：注意力欠如
ASE（注意力スクリーニングテスト）：聴覚ASE ができなければ視覚ASE を行う

聴覚ASE：
例）1のときに手を握ってくださいと指示する
　→6 1 5 3 1 9 1 1 2 4
　（十分な声の大きさで）

視覚ASE：
先に5枚の絵を見せ（3秒ずつ）、次に異なる5枚の絵を加えた10枚の絵を順に示し、先の5枚に含まれるかを問う

→ 8点以上 → **せん妄ではない 評価終了**

↓ 0〜7点

RASS −3〜+4

Step.1 RASS 評価

所見4：意識レベルの変化
RASSにより判定可能

RASS ≠0 → **せん妄である 評価終了**

→ **活発型せん妄（RASS=＋1〜＋4）**
不活発型せん妄（RASS=0〜−3）

↓ RASS=0

所見3：無秩序な思考
質問（セットA、Bいずれか）の誤答数で判定。
誤答1つ以下なら、指示を行う

（セットA）
1. 石は水に浮くか？
2. 魚は海にいるか？
3. 1グラムは2グラムより重いか？
4. 釘を打つのにハンマーを使用してよい？

（セットB）
1. 葉っぱは水に浮くか？
2. ゾウは海にいるか？
3. 2グラムは1グラムより重いか？
4. 木を切るのにハンマーを使用してよいか？

指示
評価者は、患者の前で評価者自身の2本の指を上げて見せ、同じことをするよう指示する。次に評価者自身の2本の指を下げた後、患者にもう片方の手で同じこと（2本の指を上げること）をするよう指示する

誤答2つ以上 または 指示ができない → **せん妄である**

誤答1つ以下 かつ 指示ができる → **せん妄ではない 評価終了**

RASS −4、−5

CAM-ICU 評価不可能 後でRASSの再評価

古賀雄二：せん妄の評価：1）CAM-ICU を使用したせん妄の評価①．看護技術 2011；57（2）：35. より転載

ICDSC（Intensive Care Delirium Screening Checklist）

このスケールはそれぞれ8時間のシフトすべて、あるいは24時間以内の情報に基づき完成される。
明らかな徴候がある=1ポイント：アセスメント不能、あるいは徴候がない=0ポイントで評価する。

1　意識レベルの変化 （A）反応がないか、（B）何らかの反応を得るために強い刺激を必要とする場合は評価を妨げる重篤な意識障害を示す。もしほとんどの時間（A）昏睡あるいは（B）昏睡状態である場合、ダッシュ（−）を入力し、それ以上評価を行わない （C）傾眠あるいは、反応までに軽度ないし中等度の刺激が必要な場合は意識レベルの変化を示し、1点である （D）覚醒、あるいは容易に覚醒する睡眠状態は正常を意味し、0点である （E）過覚醒は意識レベルの異常と捉え、1点である	点
2　注意力欠如 会話の理解や指示に従うことが困難。外からの刺激で容易に注意がそらされる。話題を変えることが困難。これらのうちいずれかがあれば1点	点
3　失見当識 時間、場所、人物の明らかな誤認、これらのうちいずれかがあれば1点	点
4　幻覚、妄想、精神障害 臨床症状として、幻覚あるいは幻覚から引き起こされていると思われる行動（例えば、空をつかむような動作）が明らかにある。現実検討能力の統合的な悪化、これらのうちいずれかがあれば1点	点
5　精神運動的な興奮あるいは遅滞 患者自身あるいはスタッフへの危険を予測するために追加の鎮静薬あるいは身体抑制が必要となるような過活動（例えば、静脈ラインを抜く、スタッフをたたく）、活動の低下、あるいは臨床上明らかな精神運動遅滞（遅くなる）、これらのうちいずれかがあれば1点	点
6　不適切な会話あるいは情緒 不適切な、整理されていない、あるいは一貫性のない会話、出来事や状況にそぐわない感情の表出、これらのうちいずれかがあれば1点	点
7　睡眠／覚醒サイクルの障害 4時間以下の睡眠、あるいは頻繁な夜間覚醒（医療スタッフや大きな音で起きた場合の覚醒を含まない）、ほとんど1日中眠っている、これらのうちいずれかがあれば1点	点
8　症状の変動 上記の徴候あるいは症状が24時間のなかで変化する（例えば、その勤務帯から別の勤務帯で異なる）場合は1点	点
合計点	＿＿＿＿

Bergeron N, Dubois MJ, Dumont M, et al. Intensive Care Delirium Screening Checklist: evaluation of a new screening tool. *Intensive Care Med* 2001；27：859-864. Dr. Nicolas Bergeron の許可を得て逆翻訳法を使用し翻訳，翻訳と評価：卯野木健（札幌市立大学），水谷太郎（筑西市医療監），櫻本秀明（茨城キリスト教大学）

● 4点以上でせん妄と評価する。

中枢神経

呼吸

循環

血液・凝固

感染

腎臓・電解質

代謝・内分泌

消化管

その他

自施設の採用薬

せん妄治療予防薬・睡眠薬

⓮ハロペリドール

代表的商品名 セレネース注（5mg/1mL）＊、セレネース錠

投与経路 静注 筋注 経口　管理区分 劇

＊製剤写真の例

📍 まずココをおさえよう

この患者に使う

● 興奮性のせん妄状態

ここを観察しよう

❶ 精神・神経状態の悪化（錐体外路症状：振戦、固縮など）

❷ 心電図異常（QT 延長、Torsades de pointes など）

投与時のポイント

● パーキンソン病またはレビー小体型認知症の患者は増悪する可能性があるため使用しない。

● 重度の心不全、アドレナリン投与中の患者は血圧が低下する可能性があるため使用しない。

特徴

● 投与量が増えると、錐体外路症状や心電図異常の発現率が上昇する。

● 急速静注は QT 延長と関連がある。

　➡5mg あたり1分以上かけて緩徐に投与する。

● せん妄を悪化させる場合もあるので、精神・神経状態には注意する。

● まれに悪性症候群を起こす可能性があるため、筋固縮、体温や脈拍などのバイタルにも注意する。

📍 もう少し詳しくみてみよう

薬効薬理

● 中枢神経系におけるドパミン作動系、ノルアドレナリン作動系などに対する抑制作用により、幻覚妄想や、せん妄に対して効果を示す。

作用発現時間

[静注] 3〜20分(ピーク効果30分以内)

[筋注] 平均28分

作用持続時間

[静注] 3〜24時間

[筋注] 平均126.5分

吸収率と換算

● 60%　● 換算 [経口] 10 mg = [静注] 5 mg

用法用量

[静注] [筋注] 急激な精神運動興奮などで緊急を要する場合に用いる。
1回5mgを1日1〜2回、筋肉内または静脈内注射する。

※年齢、症状により適宜増減する。

[経口] 1日0.75〜2.25 mgから始め、徐々に増量する。
維持量として1日3〜6mgを経口投与する。

※年齢、症状により適宜増減する。

配合変化

● 試料:セレネース注

● 規格pH:3.5〜4.2

● pH変動試験

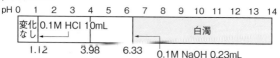

● 主な配合不可薬剤

アタラックス-P注射液:白沈(3時間)

ヒベルナ注:乳濁(1時間)

プリンペラン注射液:結晶析出(3時間)

ポララミン注:結晶析出(3時間)

中枢神経

呼吸

循環

血液・凝固

感染

腎臓・電解質

代謝・内分泌

消化管

その他

自施設の採用薬

せん妄治療予防薬・睡眠薬

⑮ クエチアピン

| 代表的商品名 | セロクエル錠 |

| 投与経路 | 経口 | 管理区分 | 劇 |

📍 まずココをおさえよう

この患者に使う

- 統合失調症
- 興奮性のせん妄状態

ここを観察しよう

❶ 血糖値の上昇
❷ 投与初期の一過性の血圧低下

投与時のポイント

- 糖尿病患者には使用しない（禁忌）。
- アドレナリン投与中の患者には使用しない（併用禁忌）。
  ➡ アドレナリンの作用を逆転させ、血圧を低下させる可能性がある。

特徴

- 血糖上昇や糖尿病性ケトアシドーシスを起こす可能性がある。口渇、多飲、多尿、頻尿などを観察する。
- 鎮静・催眠効果が強いため血圧低下をきたすことがあるので、特に投与初期のバイタル変動には注意する。
- 「⑭ハロペリドール」と同様、まれに悪性症候群（p.41「豆知識」参照）を起こす可能性がある。

もう少し詳しくみてみよう

薬効薬理

● セロトニン、ドパミン、ヒスタミン、アドレナリンの種々の受容体に親和性があり、これらの受容体を遮断することにより鎮静作用などの作用を示す。

作用発現時間

経口 t_{max}：約 1.2 時間

作用持続時間

経口 $t_{1/2}$：約 3 時間

用法用量

経口 1回 12.5 ～ 50 mg で開始し、夕方以降に経口投与する。
※患者の状態によって適宜増減する（最大1日 750 mg まで）。

豆知識

悪性症候群

主に精神神経用薬服薬下での発熱、意識障害、錐体外路症状、自律神経症状を主徴とし、治療が行われなければ死に至る可能性のある重篤な病態である。発症機序は明確には解明されていないが、抗精神病薬（ハロペリドールやクエチアピンなど）や制吐薬の開始や、ドパミン受容体刺激薬（パーキンソン病治療薬など）の急激な中断によって生じることが多いとされる。頻度は低いが見逃すと致命的となることもあるため常に頭に入れておく必要がある。

Levenson による悪性症候群の診断基準

大症状	小症状	
・発熱 ・筋強剛 ・CK の上昇	・頻脈 ・血圧異常 ・呼吸促迫 ・意識障害 ・発汗 ・白血球増多	以下の①または②を満たした場合、悪性症候群と診断 ①大症状3項目 ②大症状のうち2項目＋小症状のうち4項目

Levenson JL. Neuroleptic malignant syndrome. *Am J Psychiatry* 1985; 142: 1137-1145. より

中枢神経・呼吸

循環

血液・凝固

感染

腎臓・電解質

代謝・内分泌

消化管

その他

自施設の採用薬

せん妄治療予防薬・睡眠薬

❶ ベンゾジアゼピン受容体作動薬

一般名(代表的商品名) ゾルピデム(マイスリー錠®)、フルニトラゼパム(サイレース静注、サイレース錠)など

投与経路 経口 静注 (フルニトラゼパム) **管理区分** 向 (フルニトラゼパム)

＊製剤写真の例

📍 まずココをおさえよう

この患者に使う

● 睡眠障害

ここを観察しよう

❶ せん妄　　❷ 呼吸抑制

投与時のポイント

● **せん妄、呼吸抑制を起こす**可能性があるためリスクの高い患者には使用を避ける。

● 不眠症のタイプ(入眠困難、中途覚醒、早期覚醒、不安の有無など)によって作用時間に応じた薬剤の使い分けをする。

特徴

● ベンゾジアゼピン系は睡眠作用以外に、抗不安作用、筋弛緩作用、抗けいれん作用がある。

● 依存性があり、長期投与されている患者の**急な中断は離脱症状を起こす**ことがある。

　➡投与量を徐々に減らしていく。

● 非ベンゾジアゼピン系はベンゾジアゼピン系と比較して抗不安作用、筋弛緩作用、抗けいれん作用をほとんどもたない。

📍 もう少し詳しくみてみよう

薬効薬理

● ベンゾジアゼピン受容体にはたらき、脳内抑制性神経伝達物質である GABA の作用を活性化し、神経細胞の興奮を抑制する。

作用発現時間

作用持続時間

用法用量

薬剤名(代表的商品名)	t_{max} (時間)	作用時間	半減期 (時間)	用量 (mg/日)
非ベンゾジアゼピン系				
ゾルピデム(マイスリー)	0.8	超短時間型	2	5〜10
ゾピクロン(アモバン)	0.8〜1.2		4	7.5〜10
エスゾピクロン(ルネスタ)	1〜1.5		5〜6	1〜3
ベンゾジアゼピン系				
トリアゾラム(ハルシオン)	0.9〜1.1	超短時間型	2〜4	0.125〜0.5
エチゾラム(デパス)	3.3	短時間型	6	0.5〜3
ブロチゾラム(レンドルミン)	1.5		7	0.25〜0.5
リルマザホン(リスミー)	3		10	1〜2
ロルメタゼパム(エバミール)	1〜2		10	1〜2
フルニトラゼパム(サイレース)	0.75	中間型	21	0.5〜2
エスタゾラム(ユーロジン)	5		24	1〜4
ニトラゼパム(ベンザリン)	1.6		28	5〜10
クアゼパム(ドラール)	3.5		36	15〜30
フルラゼパム(ダルメート)	1〜8	長時間型	65	10〜30

● ゾルピデム、ゾピクロン、エスゾピクロンはベンゾジアゼピン骨格をもたないため、構造上は非ベンゾジアゼピン系に分類されるが、薬理作用としてはベンゾジアゼピン系と同類である。

中枢神経

呼吸

循環

血液・凝固

感染

腎臓・電解質

代謝・内分泌

消化管

その他

自施設の採用薬

せん妄治療予防薬・睡眠薬

⑰スボレキサント

代表的商品名 ベルソムラ錠

投与経路 経口　管理区分 −

📍まずココをおさえよう

この患者に使う

● 睡眠障害

ここを観察しよう

❶ ふらつき

❷ 意識状態

投与時のポイント

● **空腹時に投与**する。

　➡食事の影響により血中濃度が上昇する。

特徴

● 入眠導入剤としても効果が期待できる。

● 高齢者では減量を考慮する。

● 悪夢が見られることがある。

● 相互作用が多いので注意する。

● ベンゾジアゼピン受容体を介さないので、せん妄を起こしにくい可能性がある。

📍 もう少し詳しくみてよう

薬効薬理
- 覚醒物質であるオレキシンの受容体への結合を可逆的に阻害することで、睡眠を誘発する。

作用発現時間
経口 30 分以内

作用持続時間
経口 $t_{1/2}$：10 〜 12 時間

用法用量
経口 1 日 1 回 20 mg を就寝直前に経口投与する。

　　　　※高齢者は 1 回 15 mg へ減量する。

その他
- 相互作用が多いので注意する。

併用禁忌

・イトラコナゾール(イトリゾール)	
・クラリスロマイシン(クラリス)	スポレキサントの作用を著しく増強させる恐れがある
・リトナビル(ノービア)	
・ネルフィナビル(ビラセプト)	
・ボリコナゾール(ブイフェンド)	

併用注意

・ジルチアゼム(ヘルベッサー)	スポレキサントの作用を増強させる恐れがある
・ベラパミル(ワソラン)	➡スポレキサントの減量を考慮する
・フルコナゾール(ジフルカン)	
・リファンピシン(リファジン)	スポレキサントの作用を減弱させる恐れがある
・カルバマゼピン(テグレトール)	
・フェニトイン(ホストイン)	
・ジゴキシン(ジゴシン)	ジゴキシンの血中濃度を上昇させる恐れがある

中枢神経

呼吸

循環

血液・凝固

感染

腎臓・電解質

代謝・内分泌

消化管

その他

筋弛緩薬・拮抗薬

使用のポイント

● 筋弛緩薬は主に緊急気管挿管時に単回投与で使用される。

● 急性呼吸窮迫症候群(ARDS)の人工呼吸管理時の人工呼吸器関連肺傷害防止を目的とする場合や、低体温療法導入時や復温時のシバリング予防を目的とする場合に持続投与されることがある。

● **筋弛緩薬には鎮痛鎮静効果はない**ため、いわゆる金縛りの状態に陥っている。持続投与中は鎮静薬・鎮痛薬の併用を行い、BIS(bispectral index)などで鎮静の**モニタリングを行う必要がある**。

● 筋弛緩薬にはさまざまな合併症が報告されている。継続が必要かを評価し、最低限の使用に抑えることを心がけることが大切である。

BIS モニターとは

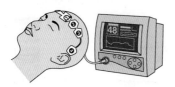

［BIS 値と鎮静状態］

80 以上：覚醒

60 ～ 80：浅い鎮静

40 ～ 60：ちょうどよい鎮静

40 未満：深い鎮静

※個人差あり

● 患者の前額部に電極を取り付け、「脳波」および「BIS 値」を表示する。

● 筋弛緩薬使用中や術中の麻酔深度の鎮静度をモニターする指標である。

● BIS 値は鎮静の程度を Covidien 社独自の計算技術により求められた 0 ～ 100 の数値で表示する。値が高いほど覚醒を意味し、値が低くなるにつれ催眠(鎮静状態)が深くなっていることを示す。

筋弛緩薬の合併症とその対策

合併症	対策
金縛り状態	鎮痛薬・鎮静薬を使用し、BIS などで管理する
人工呼吸器関連肺炎(VAP)	予防を行う [VAP 予防バンドル] 1. 手指衛生を確実に実施する 2. 人工呼吸器回路を頻回に交換しない 3. 適切な鎮静・鎮痛をはかる。特に過鎮静を避ける 4. 人工呼吸器からの離脱ができるかどうか、毎日評価する 5. 人工呼吸中の患者を仰臥位で管理しない
無気肺	排痰ケア、体位ドレナージなどを行う
角膜損傷	眼軟膏、ア・バッサなどを使用する
深部静脈血栓症(DVT)	抗凝固薬、フットポンプなどで予防を行う
褥瘡	こまめに体位変換、徐圧を行う
ICU-AW*	早期リハビリなどを行う

＊ ICU-AW(ICU acquired weakness)：重症疾患後に発症した筋力低下で、原因が明確でないもの。

47

中枢神経

呼吸

循環

血液・凝固

感染

腎臓・電解質

代謝・内分泌

消化管

その他

---- 自施設の採用薬 ----

筋弛緩薬・拮抗薬

⑱ロクロニウム

代表的商品名 エスラックス静注(25 mg/2.5 mL、50 mg/ 5 mL)

投与経路 静注 持続　管理区分 毒　冷所 2〜8℃

※メーカーにより異なる

写真はロクロニウム臭化物静注液 50mg/5.0mL「マルイシ」

まずココをおさえよう

この患者に使う

● 気管挿管時の筋弛緩

● 重症呼吸不全の人工呼吸管理(人工呼吸器関連肺傷害予防)

● 低体温療法時のシバリング予防

ここを観察しよう

❶ アナフィラキシー様症状(血圧低下、頻脈、気管支けいれんなど)

❷ 遷延性呼吸抑制

　➡筋弛緩作用が遷延することがあるので、自発呼吸が回復するまでは呼吸管理を行う。

投与時のポイント

● アナフィラキシーは比較的多いので注意。

特徴

● 鎮静・鎮痛作用はないので十分な鎮静薬・鎮痛薬を用い、BIS*などで鎮静のモニタリングを行う必要がある。

● スガマデクス(ブリディオン)で作用を拮抗することができる。

● 同効薬ベクロニウムに比べて作用発現するまでの時間が短い。

＊ BIS：bispectral index

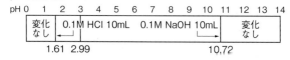

📍 もう少し詳しくみてみよう

薬効薬理

● 運動神経の興奮を筋肉に伝える、神経筋接合部のニコチン性アセチルコリン受容体を阻害し、筋弛緩作用を示す。

作用発現時間

静注 1～2分

作用持続時間

静注 30分

※低体温療法中は延長する可能性あり

用法用量

静注 0.6～1.2 mg/kg を静注する。

➡約 25～100 mg

※気管挿管時の上限は 0.9 mg/kg まで。

持続 0.48～0.72 mg/kg/時で持続静注する。

➡約 20～60 mg/時

※症状に応じて適宜増減する。

配合変化

● 試料：ロクロニウム臭化物静注液「マルイシ」25 mg/2.5 mL 10 mL
● 規格 pH：2.8～3.2
● pH 変動試験

pH 0	1	2	3	4	5	6	7	8	9	10	11	12	13	14

変化なし ← 0.1M HCl 10mL　0.1M NaOH 10mL → 変化なし

1.61　2.99　　　　　　　　　　10.72

● 主な配合不可薬剤

ラシックス注：白沈・白濁(直後)
ラボナール注射用：白沈・白濁(直後)

中枢神経

呼吸

循環

血液・凝固

感染

腎臓・電解質

代謝・内分泌

消化管

その他

筋弛緩薬・拮抗薬

⓳ スガマデクス

代表的商品名 ブリディオン静注(200 mg/ 2 mL、500 mg/ 5 mL)

投与経路 静注 　管理区分 －

📍 まずココをおさえよう

この患者に使う

● ロクロニウム(エスラックス)、ベクロニウムによる筋弛緩
　状態からの回復

ここを観察しよう

❶ 呼吸抑制

❷ 心血管系有害作用(徐脈・血圧低下・心停止)

❸ 筋弛緩状態から回復したか観察

投与時のポイント

● 心血管系有害事象を減らすため、**10秒以上かけてゆっく
　り静注**する。

● ロクロニウムを大量に投与している状態では、筋弛緩作用
　が再出現する可能性があるため注意が必要。

● 抜管時は筋弛緩作用から十分に回復したことを確認する。

　　特　徴

● 腎 腎排泄型薬剤であり、腎機能が低下している患者は作
　用が遷延する可能性がある。

● 徐脈などの心血管系有害事象は投与後数分以内に発生する。

　➡重大な徐脈が発生した場合はアトロピンなどを使用する(「㊲
　　アトロピン」参照)。

自施設の採用薬

📍 もう少し詳しくみてみよう

薬効薬理

● ロクロニウム、ベクロニウムに対して高い親和性を示し、その作用を阻害することで筋弛緩状態からの回復が得られる。

作用発現時間

静注 3分以内

作用持続時間

静注 $t_{1/2}$：1.5～2時間

※腎機能低下患者は延長する。

用法用量

静注 浅い筋弛緩状態：1回2mg/kgを静脈内投与する。

深い筋弛緩状態：1回4mg/kgを静脈内投与する。

緊急に筋弛緩状態からの回復を必要とする場合：1回16mg/kgを静脈内投与する。

※10秒以上かけてゆっくり静注する。

配合変化

● 試料：ブリディオン静注
● 規格pH：7.0～8.0
● 主な配合不可薬剤

ベラパミル：微粒子析出(4時間)

その他

● 拮抗作用の強さはロクロニウム(エスラックス)＞ベクロニウムである。スキサメトニウムによる筋弛緩作用には拮抗しない。

　➡ベクロニウム投与時はロクロニウム(エスラックス)投与時より回復が遅れる可能性がある。

中枢神経

呼吸

循環

血液・凝固

感染

腎臓・電解質

代謝・内分泌

消化管

その他

文献

1) Shorvon S, Ferlisi M. The treatment of super-refractory status epilepticus: a critical review of available therapies and a clinical treatment protocol. *Brain* 2011; 134: 2802-2818.

2) Brophy GM, Bell R, Claassen J, et al; Neurocritical Care Society Status Epilepticus Guideline Writing Committee. Guidelines for the evaluation and management of status epilepticus. *Neurocrit Care* 2012; 17: 3-23.

3) Mazurkiewicz-Bełdzińska M, Szmuda M, Zawadzka M, et al. Current treatment of convulsive status epilepticus—a therapeutic protocol and review. *Anaesthesiol Intensive Ther* 2014; 46: 293-300.

4) Betjemann JP, Lowenstein DH. Status epilepticus in adults. *Lancet Neurol* 2015; 14: 615-624.

5) 大澤真木子：けいれん重積の治療. 脳と発達 2007；39（3）：185-192.

6) 各種添付文書・インタビューフォーム

7) 日本神経学会監修：てんかん診療ガイドライン2018. 医学書院, 東京, 2018.

8) 日本TDM学会編：抗てんかん薬TDM標準化ガイドライン2018. 金原出版, 東京, 2018.

9) 江木盛時, 森田潔：重症患者に対する解熱処置. 日本集中治療医学会誌 2012；19：17-25.

10) Arfè A, Scotti L, Varas-Lorenzo C, et al. Non-steroidal anti-inflammatory drugs and risk of heart failure in four European countries: nested case-control study. *BMJ* 2016; 354: i4857.

11) 日本集中治療医学会J-PADガイドライン作成委員会：日本版・集中治療室における成人重症患者に対する痛み・不穏・せん妄管理のための臨床ガイドライン. 日本集中治療医学会誌 2014；21：539-579.

12) 日本麻酔科学会：麻酔薬および麻酔関連薬使用ガイドライン第3版. 2012.

13) Devlin JW, Skrobik Y, Gélinas C, et al. Clinical Practice Guidelines for the Prevention and Management of Pain, Agitation/Sedation, Delirium, Immobility, and Sleep Disruption in Adult Patients in the ICU. *Crit Care Med* 2018; 46: e825-e873.

14) 寺田整司：高齢者せん妄の薬物治療. 日本老年医学会雑誌 2014；51：428-435.

15) 厚生労働科学研究・障害者対策総合研究事業「睡眠薬の適正使用及び減量・中止のための診療ガイドラインに関する研究班」および日本睡眠学会・睡眠薬使用ガイドライン作成ワーキンググループ編：睡眠薬の適正な使用と休薬のための診療ガイドライン2013. 2013.
https://jssr.jp/guideline（2021.6.1アクセス）

16) 日本呼吸器学会, 日本呼吸療法医学会, 日本集中治療医学会：ARDS診療ガイドライン2016. 2016.

2

呼吸

中枢神経

呼吸

循環

血液・凝固

感染

腎臓・電解質

代謝・内分泌

消化管

その他

喘息・COPD 治療薬

使用のポイント

● 喘息発作時には原則、短時間作用型吸入β₂刺激薬(Short acting β₂ agonists：SABA)を使用する。発作が持続する場合にはステロイドの全身投与(内服または静注)を行う。

● アスピリン喘息の既往がある患者にコハク酸エステルの骨格をもつステロイドを投与した場合は、増悪させる可能性があるため使用を避け、リン酸エステルなど他の骨格をもつステロイドを選択する(「PART 7 代謝・内分泌」参照)。

● SABA やステロイドの全身投与を追加しても発作が治まらない場合は、アミノフィリン点滴静注、吸入抗コリン薬、0.1％アドレナリン(ボスミン)皮下注射などを使用することもある。

● 慢性閉塞性肺疾患(chronic obstructive pulmonary disease：COPD)急性増悪時の治療原則は ABC 療法(Antibiotics：抗菌薬、Bronchodilators：気管支拡張薬、Corticosteroid：コルチコステロド)であり、喘息治療と重複する点が多い。

● 救急・集中治療領域では吸入力の弱った患者や挿管患者も多いため、吸入器具のデバイスの選択も重要となる。

吸入器具の種類と特徴

種類	特徴
定量噴霧式吸入器 MDI（metered dose inhaler） エアー エアゾール インヘラー	● 噴射と吸入のタイミングを合わせる必要がある ➡ 難しい場合はスペーサーを用いる ● 吸い込む力が弱い患者でも使用できる ● 人工呼吸器に接続できる（専用のスペーサーを用いる） ● エタノールが含有されている製剤が多いためアルコール過敏患者への使用には注意する
ドライパウダー定量吸入器 DPI（dry powder inhaler） ディスカス エリプタ ブリーズヘラー タービュヘイラー	● MDIのようにタイミングを合わせる必要はない ● 咽頭への沈着が多い ● 深く、強く、速く吸入する必要がある ➡ 吸い込む力が必要、増悪時は使用しづらい
ソフトミスト定量吸入器 SMI（soft mist inhaler） レスピマット	● ゆっくりと噴霧される吸入液を吸い込む ➡ 吸い込む力が弱い患者でも使用できる
ネブライザー ジェット式 超音波式 メッシュ式	● 乳幼児から高齢者まで確実に気管に薬剤を届けることができる ● 人工呼吸器に接続できる

中枢神経

呼吸

循環

血液・凝固

感染

腎臓・電解質

代謝・内分泌

消化管

その他

自施設の採用薬

喘息・COPD 治療薬

❷⓿ 吸入 β₂ 刺激薬

一般名（代表的商品名） サルブタモール（サルタノールインヘラー、ベネトリン吸入液）、プロカテロール（メプチン吸入液＊、メプチンエアー）

投与経路 **吸入**　管理区分 ―

＊製剤写真の例

🔵 まずココをおさえよう

この患者に使う
● 気管支喘息発作もしくは COPD 急性増悪

ここを観察しよう
❶ 呼吸状態
❷ 頻脈性不整脈、振戦

投与時のポイント
● 過量使用にて頻脈性不整脈、振戦が生じる危険性がある。
● 患者の吸入力や挿管の有無などを考慮して吸入器具、剤型を選択する。
● 挿管患者に使用する場合は呼吸器に吸着するため、通常の投与量では気管支まで届かない。
　➡ エビデンスは乏しいが慣習的に2～4倍量で使用する場合もある。

特　徴
● 短時間作用のため、予防目的ではなく喘息発作時に使用する。
● β₂ 受容体に選択性は高いが、心臓の β₁ 受容体の作用による頻脈が発生し、骨格筋の β₂ 受容体に作用し振戦が発現する。

56

📍 もう少し詳しくみてよう

薬効薬理
- 気管支の交感神経β2受容体を刺激することで気管支を拡張し、呼吸症状を改善する。

作用発現時間
(吸入) 5分程度

作用持続時間
(吸入) 3〜6時間

用法用量
- サルブタモール

[サルタノールインヘラー(MDI*)]

(吸入) 成人1回200 μg、小児1回100 μg を吸入する。原則として1日4回までとする。

➡急性期では1日4回を超えて大量投与する場合もある。

[ベネトリン吸入液0.5%(ネブライザー)]

(吸入) 成人1回0.3〜0.5 mL(サルブタモールとして1.5〜2.5 mg)、小児1回0.1〜0.3 mL(サルブタモールとして0.5〜1.5 mg)を深呼吸しながら吸入器を用いて吸入する。

- プロカテロール

[メプチンエアー(MDI*)]

(吸入) 成人1回20 μg、小児1回10 μg を吸入する。原則として1日4回までとする。

➡急性期では1日4回を超えて大量投与する場合もある。

[メプチン吸入液0.01%(ネブライザー)]

(吸入) 成人1回0.3〜0.5 mL(30〜50 μg)、小児1回0.1〜0.3 mL(10〜30 μg)を深呼吸しながらネブライザーを用いて吸入する。

---

* MDI(metered dose inhaler):定量噴霧式吸入器

中枢神経

呼吸

循環

血液・凝固

感染

腎臓・電解質

代謝・内分泌

消化管

その他

自施設の採用薬

喘息・COPD 治療薬

㉑吸入抗コリン薬

一般名(代表的商品名) イプラトロピウム(アトロベントエロゾル)、チオトロピウム(スピリーバ吸入用カプセル、スピリーバレスピマット*)

投与経路 吸入 管理区分 ー

*製剤写真の例

📍まずココをおさえよう

この患者に使う
- COPD 急性増悪

ここを観察しよう
1. 口渇
2. 前立腺肥大による排尿困難
3. 閉塞隅角緑内障の患者における症状悪化

投与時のポイント
- 原則として吸入 β_2 刺激薬と併用して使用する。
- イプラトロピウムは挿管患者にも専用のスペーサーを用いて吸入することができる。
- チオトロピウムのレスピマット製剤(SMI)は挿管患者に使用できないが、カプセル製剤は脱カプセルして生食に溶かし、ネブライザーで吸入することが可能である。
- 挿管患者に使用する場合は呼吸器に吸着するため、通常の投与量では気管支まで届かない。
  ⇒エビデンスは乏しいが、慣習的に2〜4倍量で使用する場合もある。

特　徴

● イプラトロピウムは短時間作用型で、1日複数回使用が必要となる。
● チオトロピウムは長時間作用型で、1日1回の使用でよい。

📍 もう少し詳しくみてみよう

薬効薬理

● 気道平滑筋のムスカリン受容体に拮抗することで気管支の収縮を抑制し、呼吸症状を改善する。

作用発現時間

● イプラトロピウム(アトロベント)
　吸入 15分以内(ピーク1〜2時間)
● チオトロピウム(スピリーバ)
　吸入 t_{max}：7分

作用持続時間

● イプラトロピウム(アトロベント)
　吸入 2〜4時間
● チオトロピウム(スピリーバ)
　吸入 $t_{1/2}$：約25時間

用法用量

● イプラトロピウム(アトロベント)(MDI[*1])
　吸入 1回1〜2吸入を1日3〜4回吸入する。適宜増減する。
● チオトロピウム(スピリーバ レスピマット)(SMI[*2])
　吸入 1回2.5 µgを1日1回、1回2吸入する。

---

*1　MDI(metered dose inhaler)：定量噴霧式吸入器
*2　SMI(soft mist inhaler)：ソフトミスト定量吸入器

中枢神経

呼吸

循環

血液・凝固

感染

腎臓・電解質

代謝・内分泌

消化管

その他

喘息・COPD 治療薬

㉒アミノフィリン

代表的商品名 ネオフィリン注(250 mg/10 mL)、
　　　　　　 ネオフィリン注 PL(250 mg/10 mL)*

投与経路 点滴　管理区分 －

*製剤写真の例

📍 まずココをおさえよう

この患者に使う

● 吸入 β_2 刺激薬やステロイド薬(内服薬、静注薬)による全身投与を行っても喘息発作コントロール不良な場合

ここを観察しよう

❶ 動悸、頻脈　　❷ 消化器症状(悪心・嘔吐)

❸ けいれん　　　❹ 錯乱、意識障害

❺ 呼吸困難

投与時のポイント

● 初回負荷用量(loading dose)は **30 分かけて投与**する。
　➡ピーク濃度での副作用を避けるため。

● **中毒症状(動悸、悪心、呼吸困難、錯乱など)**が現れた場合は中止を検討する。

特 徴

● 喫煙者では代謝が促進され、血中濃度が低下し薬効が低下する可能性がある。
　➡喫煙者が入院後に禁煙した場合は、逆に血中濃度が上昇し中毒となることがある。

● TDM 血中濃度の測定が有用な薬剤である(「その他」参照)。

自施設の採用薬

もう少し詳しくみてみよう

薬効薬理
● 体内でテオフィリンとなり、ホスホジエステラーゼを阻害することで心臓刺激作用、利尿作用、気管支拡張作用などを現す。

作用発現時間
点滴 30分以内

作用持続時間
点滴 $t_{1/2}$：8.7(6.1〜12.8)時間
※成人、非喫煙者の場合

吸収率と換算
● 80%
● 換算 テオフィリン 経口 100 mg ＝アミノフィリン 点滴 80 mg

用法用量
点滴 1回250 mgを1日1〜2回をブドウ糖液または生理食塩液で希釈し5〜10分かけて点滴静注する。
● 負荷投与する場合
初回負荷投与：5〜6 mg/kgを **30分かけて点滴静注**する。
● 持続静注する場合
維持量：0.5 mg/kg/時で持続静注する。
※症状や血中濃度によって調節する。

配合変化
● 試料：ネオフィリン注
● 規格pH：8.0〜10.0
● pH変動試験

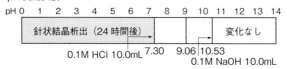

中枢神経

呼吸

循環

血液・凝固

感染

腎臓・電解質

代謝・内分泌

消化管

その他

● 主な配合不可薬剤

アレビアチン注	白濁(直後)
カルチコール注射液 8.5%	白色沈殿(6時間後)
大塚塩カル注2%	沈殿(15分後)
スルペラゾン静注用	わずかに白濁(3時間)
ソセゴン注射液	白濁(直後)、白沈(24時間)
ソル・コーテフ注射用	沈殿(1時間)
注射用ソル・メルコート	結晶析出(1時間)
ドルミカム注射液	白沈(直後)
塩酸バンコマイシン点滴静注用	白濁(直後)
ビソルボン注	白濁(直後)
ペルジピン注射液	白濁・析出物(直後)
ヘルベッサー注射用	白濁(直後)
静注用マグネゾール	沈殿(30分)
リドカイン注射液2%	白濁(直後)

その他

● 副作用が多いため、基本的にルーチンでは使用しない。

● 吸入 β_2 刺激薬やステロイドを投与しても改善しない重症例に対して
使用を検討する。

目標血中濃度	8〜20 μg/mL
採血タイミング	間欠投与の場合：トラフ値 持続投与の場合：いつでも OK ※ピーク値あたりで副作用所見がある場合はピーク値で採血を行う
中毒発現濃度と中毒症状	(μg/mL) テオフィリン血中濃度／中毒域 60 ── けいれんまたは死亡 　　中枢症状 　　不整脈 　　けいれん 40 ── 期外収縮を伴わない心拍増加（120/ 分以上） 　　呼吸促進 　　まれに不整脈またはけいれん 25 ── 消化器系状、心拍増加（100〜119/ 分） 20 　　治療域 8 「ネオフィリン注」添付文書より

- テオフィリン製剤を服用中の患者には、テオフィリンの血中濃度が測定されるまでは投与しないことが望ましい。
  ➡過量投与による中毒を避けるため。
- 喫煙は血中濃度を低下させる。
- うっ血性心不全、肺水腫の患者では血中濃度が上昇する。
- 肝硬変の患者では血中濃度が上昇する。

中枢神経

呼吸

循環

血液・凝固

感染

腎臓・電解質

代謝・内分泌

消化管

その他

文献

1) 各種添付文書・インタビューフォーム

2) 日本アレルギー学会喘息ガイドライン専門部会監修：喘息予防・管理ガイドライン2018．協和企画，東京，2018．

3) 谷口正実：アスピリン喘息における点滴静注ステロイド薬の使い方．アレルギーの臨床 2003；23(9)：87-89.

4) Kerstjens HA, Engel M, Dahl R, et al. Tiotropium in asthma poorly controlled with standard combination therapy. *N Engl J Med* 2012; 367: 1198-1207.

5) 日本麻酔科学会：麻酔薬および麻酔関連薬使用ガイドライン 改訂第3版．2012．

6) Michael E.Winter原著，樋口駿監訳，篠崎公一，平岡聖樹，川崎まさ江編：新訂 ウインターの臨床薬物動態の基礎．じほう，東京，2013.

3

循環

中枢神経

呼吸

循環

血液・凝固

感染

腎臓・電解質

代謝・内分泌

消化管

その他

昇圧薬・強心薬

使用のポイント

● ドパミン、ノルアドレナリン、アドレナリン、ドブタミンはカテコラミンと呼ばれ、血管や心臓のアドレナリン受容体(α、β)やドパミン受容体を刺激し昇圧・強心作用をもたらす。

● 各薬剤によって受容体への作用の強さが異なるため、病態に応じて使い分けることが重要である。

● バソプレシン、ミルリノンはカテコラミンとは違う機序で昇圧・強心作用をもたらすため、カテコラミン無効時の選択肢となり得る。

● 血圧は以下の生理学の式で表すことができる。

血圧(BP)＝心拍出量(CO)×体血管抵抗(SVR)

心拍出量(CO)＝1回拍出量(SV)×心拍数(HR)

1回拍出量を決める因子
  ● 前負荷心室に入る血液量
  ● 心収縮力…心筋が収縮する力
  ● 後負荷……心室から血液を押し出す際にかかる抵抗(末梢血管抵抗など)

昇圧薬・強心薬の作用

γ= µg/kg/分

		作用	BP	HR	CO	SVR
ドパミン	2〜10γ	$\beta_1=\beta_2>\alpha_1$	⬆⬆	⬆	⬆⬆	➡〜⬇
	10γ〜	$\alpha_1>\beta$	⬆⬆	⬆⬆	⬆	⬆⬆
ドブタミン		$\beta_1>\beta_2>\alpha_1$	⬇	⬆	⬆⬆	⬇
ノルアドレナリン		$\alpha_1>\beta_1>\beta_2$	⬆⬆	➡〜⬇	➡	⬆⬆
アドレナリン		$\beta_1=\beta_2>\alpha_1$	⬆	⬆	⬆⬆⬆	⬇
バソプレシン		V_1刺激	⬆⬆	➡	➡	⬆⬆
ミルリノン		PDE Ⅲ阻害	⬇⬇	⬆	⬆⬆	⬇⬇

Manaker S. Use of vasopressors and inotropes. Up To Date (last updated: Jul 03, 2020),
Nativi-Nicolau J, Selzman CH, Fang JC, et al. Pharmacologic therapies for acute
cardiogenic shock. *Curr Opin Cardiol* 2014；29：250-257. をもとに作成

昇圧薬・強心薬の薬理作用イメージ

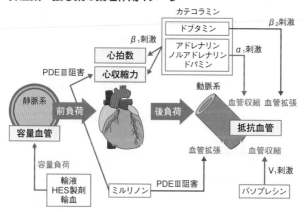

中枢神経

呼吸

循環

血液・凝固

感染

腎臓・電解質

代謝・内分泌

消化管

その他

------- 自施設の採用薬 -------

昇圧薬・強心薬

❷❸ ドパミン(DOA)

代表的商品名 **イノバン注シリンジ**(0.1 %、0.3 %、0.6 %)＊、

カコージン D 注(0.1 %、0.3 %)

投与経路 持続 原則CV　管理区分 劇

＊製剤写真の例

❤ まずココをおさえよう

この患者に使う

● 急性循環不全(敗血症性ショック、心原性ショック)

ここを観察しよう

❶ 血圧
❷ 不整脈(心室性期外収縮、心房細動、心室性頻拍など)
　　➡ β受容体刺激作用を有することから不整脈の発現に注意が必要

投与時のポイント

● 血管外漏出時は壊死のリスクがあるため、**原則中心静脈**から投与する。
● 末梢静脈からの投与時は、なるべく太い静脈を使用する。

特徴

● **用量により作用が異なる**といわれている。
● 低用量(2γ以下)ではドパミン受容体刺激作用(腎動脈拡張作用)により利尿効果を示すが、死亡率や透析導入率といったアウトカムの改善効果は示されていない。
● 中等度の用量(2～10γ)では$β_1$刺激作用(強心作用)が優位となる。
● 高用量(10γ以上)では$α_1$刺激作用(血管収縮作用)が優位となる。

📍 もう少し詳しくみてみよう

薬効薬理

- ドパミン受容体を刺激することで腎動脈を拡張させ、腎血流量を増加させる。
- 動脈のα_1受容体、心筋β_1受容体を刺激することで末梢動脈を収縮、心収縮力を増強させ血圧を上昇させる。

作用発現時間
持続 5分以内

作用持続時間
持続 10分以内

用法用量
$\gamma = \mu g/kg/分$

持続 原則CV

一般的な初期用量：3～5γ(体重50 kgの場合9～15 mg/時)で持続静注する。

維持量：1～10γ(体重50 kgの場合3～30 mg/時)で持続静注する。

最大：20γ(体重50 kgの場合60 mg/時)

配合変化

- 試料：ドパミン塩酸塩点滴静注液600 mgバッグ「武田テバ」
- 規格pH：3.0～4.0
- pH変動試験

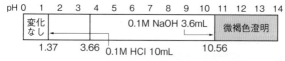

| pH | 0 | 1 | 2 | 3 | 4 | 5 | 6 | 7 | 8 | 9 | 10 | 11 | 12 | 13 | 14 |

変化なし　1.37　3.66　0.1M HCl 10mL　0.1M NaOH 3.6mL　10.56　微褐色澄明

- 主な配合不可薬剤

アレピアチン注	白濁(直後)
ゾビラックス点滴静注用	白濁(直後)
ノーベルバール静注用	無色澄明・微白色沈殿(3時間)
ファンギゾン注射用	白濁(直後)
メイロン静注7%	黒褐色(6時間)
ラシックス注	結晶(6時間後)
ラボナール注射用	白濁(直後)

昇圧薬・強心薬

㉔ ドブタミン(DOB)

| 代表的商品名 | ドブポン注シリンジ(0.1 %、0.3 %、0.6 %)*、ドブトレックスキット点滴静注用(0.1 %、0.3 %) |

投与経路 持続　　管理区分 劇

＊製剤写真の例

📍 まずココをおさえよう

この患者に使う

● 急性循環不全(心原性ショック)

ここを観察しよう

❶ 血圧

❷ 不整脈(頻脈、心室性期外収縮、心室性頻拍、心房細動 など)

❸ β遮断薬併用の有無

→拮抗するためβ作用が減弱し、α作用が増強して血管収縮による高血圧をきたすことがある。

❹ α遮断薬併用の有無

→β₁、β₂作用が増強されて頻脈、血管拡張による低血圧をきたすことがある。

投与時のポイント

● 末梢静脈から投与可能だが、血管外漏出時は壊死のリスクがあるため、**なるべく太い静脈を使用**する。

● β₂刺激による血管拡張作用をもつため、循環血液量が不足しているときは低血圧を助長することがある。

特徴

● β₁刺激作用(強心作用)が強い。

- β遮断薬使用患者では効果が出にくい可能性がある。
- 72時間以上使用すると耐性がみられることがあり、増量の必要な場合がある。

もう少し詳しくみてみよう

薬効薬理
- 心筋 β_1 受容体に直接作用し、心収縮力を増強させる。
- 軽度ではあるが動脈の β_2 受容体に作用し、末梢血管抵抗を軽減する。

作用発現時間
持続 1〜10分（ピーク効果10〜20分以降）

作用持続時間
持続 $t_{1/2}$：2分

用法用量 $\gamma = \mu g/kg/分$
持続
一般的な初期用量：2〜10γ（体重50kgの場合 6〜30mg/時）で持続静注する。

維持量：1〜10γ（体重50kgの場合 3〜30mg/時）で持続静注する。

最大：20γ（体重50kgの場合 60mg/時）

配合変化
- 試料：ドブタミン点滴静注液600mgキット「ファイザー」
- 規格pH：3.0〜4.0
- pH変動試験

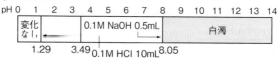

- 主な配合不可薬剤
  アクチバシン注：僅微粒子（直後）
  オメプラール注用：不用物析出（直後）
  ソル・コーテフ注射用：懸濁（直後）
  ファンガード点滴用：沈殿析出（直後）
  メイロン静注7％：微黄色（1時間）

71

中枢神経

呼吸

循環

血液・凝固

感染

腎臓・電解質

代謝・内分泌

消化管

その他

自施設の採用薬

昇圧薬・強心薬

㉕ノルアドレナリン

代表的商品名 ノルアドリナリン注（1 mg/ 1 mL）

投与経路 静注 持続 原則CV 管理区分 劇

まずココをおさえよう

この患者に使う

● 急性低血圧（種々のショック）

ここを観察しよう

❶ 血圧

❷ 不整脈（頻脈、心室性期外収縮、心室性頻拍、心房細動 など）

❸ 四肢末梢の虚血性壊死、腸管虚血

投与時のポイント

● 血管外漏出時は壊死のリスクがあるため、**原則中心静脈**より投与する。

→ 長期高用量投与の可能性がある場合は中心静脈カテーテルを挿入する。

特　徴

● α_1 刺激作用（血管収縮作用）が強い。

● 敗血症性ショックに対する昇圧薬として第1選択薬である。

もう少し詳しくみてみよう

薬効薬理

● α_1 受容体に作用して末梢血管を収縮させる。

● 心筋 β_1 受容体にも作用し、心収縮力を増強させる。

作用発現時間 / 作用持続時間

静注 即時 　　静注 1〜2分

用法用量

$\gamma=\mu g/kg/$ 分

静注 持続 原則CV

維持量：0.01 〜 0.2 γ（体重 50 kg の場合 0.03 〜 0.6 mg/ 時）で持続静注する。

配合変化

● 試料：ノルアドレナリン注

● 規格 pH：2.3 〜 5.0

● pH 変動試験

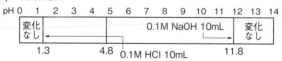

● 主な配合不可薬剤

アクチバシン注：淡青白色（直後）

ソル・コーテフ（規格・配合量不明）：針状結晶（直後）

その他

● インシデントを未然に防ぐため、組成を統一するなど院内で取り決めをすることが望ましい。

● 抗精神病薬は α_1 受容体遮断作用をもち、長期にわたり内服している場合に α 受容体の感受性が低下していることがある。そのため、ノルアドレナリンの昇圧効果が得られにくい可能性がある。

● 三環系抗うつ薬、SNRI＊服用患者は、ノルアドレナリンの作用が増強して異常な高血圧をきたすことがある。

＊ SNRI（セロトニン・ノルアドレナリン再取り込み阻害薬）：抗うつ薬

中枢神経

呼吸

循環

血液・凝固

感染

腎臓・電解質

代謝・内分泌

消化管

その他

自施設の採用薬

昇圧薬・強心薬

❷❻アドレナリン

| 代表的商品名 | ボスミン注（1mg/1mL） |

| 投与経路 | 持続 | 原則CV | 皮下注 | 筋注 | 静注 | 管理区分 | 劇 |

📍 まずココをおさえよう

この患者に使う

- 急性低血圧（種々のショック） ● アナフィラキシー
- 気管支喘息発作 ● 心停止時の補助治療

ここを観察しよう

❶ 血圧、心拍数

❷ 四肢末梢の虚血性壊死、腸管虚血

　➡特に長期高用量投与の場合に注意する。

❸ 向精神薬、α遮断薬併用の有無

　➡β作用が優位となり低血圧を助長するため、アナフィラキシーショック以外は併用しない。

投与時のポイント

- 持続投与の場合、血管外漏出時は壊死のリスクがあるため、**原則中心静脈**より投与する。
- 目的に応じて投与量が異なる（「用法用量」参照）。

特徴

- **α₁作用（血管収縮）、β₁作用（心収縮力）が共に強い。**
- β₂作用（気管支拡張）もあるため、気管支喘息などにも用いられる。
- 適応によって投与方法、投与量が異なる（「用法用量」参照）。

もう少し詳しくみてみよう

薬効薬理

- α_1 受容体に作用して末梢血管を収縮し、また心筋 β_1 受容体にも作用し、心収縮力を増強させる。
- 気管支 β_2 受容体に作用することで気管支拡張作用を示す。

作用発現時間

静注 昇圧作用：即時

皮下注 気管支拡張作用：5～10分

作用持続時間

静注 5分未満

用法用量　　$\gamma = \mu g/kg/$分

- 低血圧／ショック

　持続 原則CV　0.01～0.2 γ（体重50 kgの場合 0.03～0.6 mg/時）で持続静注する。

- 気管支喘息発作

　皮下注 0.01 mg/kgを3回に分割し、20分おきに皮下注射する。

- アナフィラキシー

　筋注 1回0.3～0.5 mgを筋注する。15～20分ごとに繰り返す。

- 心停止

　静注 1回1 mgを静注する。3～5分ごとに繰り返す。

配合変化

- 試料：アドレナリン注0.1%シリンジ「テルモ」
- 規格pH：2.3～5.0
- pH変動試験

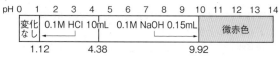

- 主な配合不可薬剤

　アクチバシン注：淡青白色（直後）

------ 自施設の採用薬 ------

昇圧薬・強心薬

㉗ バソプレシン

代表的商品名 ピトレシン注射液(20単位 / 1mL)

投与経路 持続 原則CV 皮下注 筋注　管理区分 冷所 1〜15℃

まずココをおさえよう

この患者に使う

- 急性低血圧(敗血症性ショック)
- 下垂体性尿崩症

ここを観察しよう

❶ 血圧

❷ 四肢末梢の虚血性壊死

❸ 腸管虚血(腹痛、乳酸値など)

投与時のポイント

- 冠動脈硬化症(心筋梗塞、狭心症など)の患者は、心筋虚血を助長する可能性がある(添付文書上では禁忌)。

- 持続投与の場合、血管外漏出時は壊死のリスクがあるため、**原則中心静脈**より投与する。

特徴

- ノルアドレナリンで十分な昇圧が得られない場合にノルアドレナリンと併用する。

　➡目的:バソプレシンの枯渇に対してホルモンの補充をする。

- 血管収縮作用は強力であり、**末梢の壊死や腸管虚血に注意**を要する(2時間以上でリスクが上昇する)。

もう少し詳しくみてみよう

薬効薬理

- 血管平滑筋の V_1 受容体に直接作用し、末梢血管を収縮させ血圧を上昇させる。
- 腎集合管 V_2 受容体に作用し、遠位尿細管における水の再吸収を促進することにより抗利尿作用を発揮する。

作用発現時間

静注 昇圧作用：開始直後
　　　（ピーク効果：15 分以内）
皮下注 抗利尿作用：1〜2 時間

作用持続時間

持続 昇圧作用：20 分以内
皮下注 抗利尿作用：2〜8 時間

用法用量

- **昇圧目的(保険適用外)**
  持続 原則**CV** 1〜2 単位 / 時で持続静注する（適宜増減）。
- **下垂体性尿崩症**
  皮下注 **筋注** 1 回 2〜10 単位を必要に応じて 1 日 2〜3 回、皮下注もしくは筋注する。

配合変化

- 試料：ピトレシン注射液
- 規格 pH：3.0 〜 4.0
- pH 変動試験

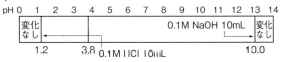

- 主な配合不可薬剤

  ハンプ注射用：力価低下 69％（直後）

  ノルアドレナリンとバソプレシン併用時にどちらを先に中止すべき？
  ➡ ショックの離脱時にノルアドレナリンを先に中止し、その後バソプレシンを中止したほうがよいのでは？とする研究がある。この研究ではバソプレシンを先に中止した群のほうが低血圧の発生頻度が高かった。ただし死亡率には差は出ていない[1]。

77

中枢神経

呼吸

循環

血液・凝固

感染

腎臓・電解質

代謝・内分泌

消化管

その他

------- 自施設の採用薬 -------

昇圧薬・強心薬

❷⓼ ミルリノン

代表的商品名 ミルリーラ注射液(10 mg/10 mL)

投与経路 持続 管理区分 劇

📍 まずココをおさえよう

この患者に使う

● 心不全(他剤で効果不十分な場合)

ここを観察しよう

❶ 血圧

❷ 不整脈(心室性期外収縮、心室頻拍、心室細動)

❸ 腎機能

投与時のポイント

● 末梢から原液で投与できる。

● 腎 腎排泄型薬剤であり、腎機能低下患者では排泄低下による効果の増強、遷延を起こす可能性があるので低用量より開始する。

● 初期負荷投与は行わず、最初から持続投与を行うことが多い。
➡低血圧や不整脈などの副作用を防ぐため。

特 徴

● β受容体を介さずに作用するので、β遮断薬を服用している患者に対しても効果を期待できる。

● 血管拡張作用を有し、血管抵抗を低下させるため**低血圧**に注意する。

📍 もう少し詳しくみてみよう

薬効薬理

● PDE Ⅲ を阻害することで心筋細胞内 cAMP を上昇させ、結果として細胞内 Ca^{2+} 濃度を上昇させ強心作用を発揮する。
● cAMP が血管平滑筋を弛緩することで血管拡張作用を併せもつ。

作用発現時間

(持続) 5〜15 分

作用持続時間

(持続) 0.5〜1 時間

※腎機能低下時は延長する。

用法用量

$\gamma = \mu g/kg/分$

(持続)
一般的な初期用量：0.1 γ（体重 50 kg の場合 0.3 mg/ 時）で持続静注する。
維持量：0.25〜0.75 γ（体重 50 kg の場合 0.75〜2.25 mg/ 時）で持続静注する。

配合変化

● 試料：ミルリーラ注射液
● 規格 pH：3.2〜4.0
● pH 変動試験

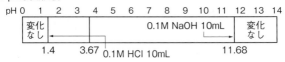

● 主な配合不可薬剤

スルペラゾン静注用	白色混濁(直後)
ソル・コーテフ静注用	白色結晶（6 時間）
ソルダクトン静注用	白沈(直後)
チエナム点滴静注用	乳酸を添加しているため配合不可
水溶性プレドニン	白沈(直後)
ラシックス注	白沈(直後)
ラボナール注射用	白濁(直後)

中枢神経

呼吸

循環

血液・凝固

感染

腎臓・電解質

代謝・内分泌

消化管

その他

降圧薬

使用のポイント

● 降圧薬はさまざまな作用機序の薬剤が存在する。血圧を下げるためにはどうするか。生理学の式から考えると理解しやすい。

血圧(BP)＝心拍出量(CO)×体血管抵抗(SVR)

心拍出量(CO)＝1回拍出量(SV)×心拍数(HR)

1回拍出量を決める因子
- 前負荷心室に入る血液量
- 心収縮力…心筋が収縮する力
- 後負荷……心室から血液を押し出す際にかかる抵抗(末梢血管抵抗など)

● 血管を拡張させて前負荷または後負荷を軽減することや、心収縮力、心拍数を減少させることで降圧効果が望める。

血管拡張薬の作用

● 静脈拡張による前負荷(静脈還流量)軽減作用と動脈拡張による後負荷(血管抵抗)軽減作用をもっており、強い降圧効果をもたらす。
● 冠動脈を拡張させることで心収縮力を上昇させる。

カルシウム拮抗薬の作用

● ジヒドロピリジン系は主に動脈を拡張させ、後負荷(末梢血管抵抗)を軽減することで血圧を下げる。
● 非ジヒドロピリジン系はジヒドロピリジン系に比べて心臓選択性が強いので脈拍を下げる目的でも使用される(p.90「抗不整脈薬」参照)。

β受容体遮断薬の作用

● β_1遮断作用により血圧、心拍数、心収縮力を抑える。
● β_2遮断作用をもつ薬剤は気管支収縮作用があり喘息患者には選択しづらい。
● α_1遮断作用を示す薬剤は血管拡張作用により血圧が低下する。

降圧薬の薬理作用イメージ

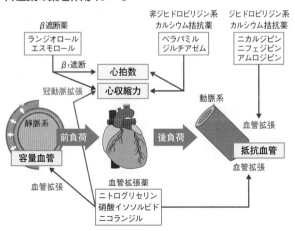

81

自施設の採用薬

降圧薬

㉙ニトログリセリン

【代表的商品名】ミリスロール注（1 mg/2 mL、5 mg/10 mL、25 mg/50 mL、50 mg/100 mL）

【投与経路】点滴　持続　【管理区分】劇

写真はニトログリセリン点滴静注 50mg/100mL「TE」

まずココをおさえよう

この患者に使う

● 高血圧　● 狭心症
● 急性心不全（特に急性心原性肺水腫）

ここを観察しよう

❶ 血圧
→ **急激な血圧低下**を起こすことがある（特に循環血液量が不足している場合）。

❷ 頭痛

投与時のポイント

● ポリ塩化ビニル（PVC）性の輸液容器、輸液セットに吸着する（p.299「配合変化の知識」参照）。
→ 必ず **PVC フリーのルート**を用いる。

特徴

● 少量投与（2.4 mg/ 時以下）で前負荷減少作用（静脈の拡張）、大量投与（12 mg/ 時以上）で後負荷減少作用（動脈の拡張）が優位となる。
● 早期（24 〜 48 時間以内）から**耐性が出現する**ので、長期投与では効果を示さない可能性がある。

もう少し詳しくみてみよう

薬効薬理
● 直接血管平滑筋に作用し、低用量では静脈の、高用量では動脈の拡張作用を示す。また、冠動脈拡張作用も示す。

作用発現時間 　作用持続時間
静注 即時　　　静注 3〜5分

用法用量
$\gamma = \mu g/kg/$ 分

● 高血圧

点滴 持続 0.5〜5γ(体重 50 kg の場合 1.5〜15 mg/ 時)で開始し、適宜調節する。

● 急性心不全

点滴 持続 0.05〜0.1γ(体重 50 kg の場合 0.15〜0.3 mg/ 時)で開始し、適宜調節する。

● 不安定狭心症

点滴 持続 開始用量：0.1〜0.2γ(体重 50 kg の場合 0.3〜0.6 mg/ 時)で持続静注する。

維持用量：1〜2γ(体重 50 kg の場合 3〜6 mg/ 時)で持続静注する。

配合変化
● 試料：ニトログリセリン点滴静注 50 mg/100 mL「HK」
● 規格 pH：3.5〜6.0
● pH 変動試験

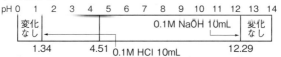

| pH 0 | 1 | 2 | 3 | 4 | 5 | 6 | 7 | 8 | 9 | 10 | 11 | 12 | 13 | 14 |

変化なし ← 1.34　　4.51　0.1M HCl 10mL　　　0.1M NaOH 10mL →　12.29　変化なし

● 主な配合不可薬剤

アクチバシン注：白色・微粒子(直後)

その他
● 同じ硝酸薬である硝酸イソソルビドはニトログリセリンに比べて降圧効果がマイルドであり、過度の降圧や反射性頻脈が起こりにくい。

中枢神経

呼吸

循環

血液・凝固

感染

腎臓・電解質

代謝・内分泌

消化管

その他

自施設の採用薬

降圧薬

❸⓪ ニコランジル

| 代表的商品名 | シグマート注（2 mg、12 mg、48 mg） |

| 投与経路 | 点滴 | 持続 | 管理区分 | 冷所 10℃以下 |

写真はニコランジル点滴静注用 48mg「サワイ」

📍 まずココをおさえよう

この患者に使う

● 狭心症
● 冠動脈バイパス術後
● 急性心不全

ここを観察しよう

❶ 血圧

投与時のポイント

● **循環動態の変動は軽微**であるが、高用量となると血圧低下に注意を要する。

特徴

● 目的に応じて投与量が異なる（「用法用量」参照）。
● 冠動脈を拡張させ、冠血流を増加させることから冠動脈バイパス術後の心筋虚血や冠攣縮の予防で使用する。
● K チャネル開口作用をもつため、硝酸薬（ニトログリセリン、硝酸イソソルビド）に比べて**耐性を生じにくい**。
● 静脈・動脈どちらも拡張させ、前負荷・後負荷を軽減するので心不全に対しても適応を有している。

もう少し詳しくみてみよう

薬効薬理

● 体内に入った後で代謝され、一酸化窒素生成作用とKチャネル開口作用により、血管を拡張させ狭心症の症状を改善する。

● 冠動脈の血流増加作用や攣縮抑制作用もあるとされる。

作用発現時間

持続 血中濃度は約3時間でピーク
（持続投与の場合）

作用持続時間

持続 $t_{1/2}$：約1時間

用法用量

● 狭心症、冠動脈バイパス術後

点滴 持続 2mg/時から開始し適宜増減する。最大6mg/時までとする。

● 心不全

点滴 持続 0.2 mg/kg を5分程度かけて緩徐に静注し、引き続き0.2 mg/kg/時で持続静注する。状態に応じて0.05〜0.2 mg/kg/時の範囲で調整する。

配合変化

● 試料：シグマート注＋5％ブドウ糖液(0.03％溶液)

● 規格pH：6.1〜8.1

● pH変動試験

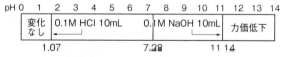

● 主な配合不可薬剤

20％マンニトール注射液「YD」：結晶析出（6時間）

アクチバシン注：白濁（直後）

フェジン静注：暗褐色の粘性（直後）

注射用フサン：白色ゲル状物質（直後）

ペルジピン注射液：淡黄色・白色浮遊物（直後）

降圧薬

㉛ ニカルジピン

| 代表的商品名 | ペルジピン注射液（2mg／2mL、10mg／10mL） |

| 投与経路 | 静注 | 持続 | 点滴 |　管理区分 | 劇 |

写真はニカルジピン塩酸塩注射液 10mg「サワイ」

🔵 まずココをおさえよう

この患者に使う

- 高血圧緊急症
- くも膜下出血後の脳血管攣縮予防

ここを観察しよう

❶　血圧
❷　静脈炎

投与時のポイント

- 末梢静脈から持続投与する際は、**静脈炎**が高率に発生する
  ため必ず希釈する。
  ➡生理食塩水または5％ブドウ糖液を用いて0.01～0.02％へ
  希釈する。
- 中心静脈から投与する際は原液でも問題ない。

特徴

- 血管選択性は他のカルシウム拮抗薬（ニフェジピン、ベラ
  パミル、ジルチアゼム）より高い。
- 脳血管拡張作用により脳血流を増加させるため、くも膜下
  出血後の脳血管攣縮予防で使用することがある。
- pH 3.0～4.5と強酸性であり、**配合変化を起こしやすい**。

自施設の採用薬

📍 もう少し詳しくみてみよう

薬効薬理
● 血管平滑筋細胞内への Ca^{2+} の取り込みを抑制することで血管拡張作用を示す。

作用発現時間　　　### 作用持続時間

[静注] 数分以内　　　[静注] 終了後約 30 分で効果が半減

用法用量　　　$\gamma = \mu g/kg/$ 分

[静注] 単回投与の場合：10 ～ 30 μg/kg

[持続] [点滴] 2 ～ 10 γ（体重 50 kg の場合　6 ～ 30 mg/ 時）で開始し、適宜調節する。

※末梢静脈から持続投与する場合は、生理食塩液もしくは 5 ％ブドウ糖液を用いて 0.01 ～ 0.02％へ希釈する。

例）ニカルジピン 50 mg（50 mL）を 250 mL の溶液に希釈した場合 0.017％となる。

配合変化
● 試料：ペルジピン注射液
● 規格 pH：3.0 ～ 4.5
● pH 変動試験

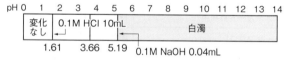

● 主な配合不可薬剤

アクチバシン注	白色・微粒子（直後）
アデホス -L コーワ注	白濁（直後）
アミカマイシン注射液	白濁（直後）
アミノレバン点滴静注	混濁（直後）
アレビアチン注	白濁（直後）
ガスター注射液	結晶析出（直後）

カルチコール注射液 8.5%	白濁（直後）
静注用キシロカイン 2%	白濁・壁面に黄色付着物（直後）
シグマート注（0.03%溶液）	淡黄色・白色浮遊物（直後）
セフメタゾン静注用	白濁（直後）
ソル・コーテフ注射用	白濁（直後）
ソル・メドロール静注用	白濁（直後）
ソルダクトン静注用	白濁（直後）
ダイアモックス注射用	白濁（直後）
チエナム点滴静注用	白濁（直後）
デカドロン注射液	白濁（直後）
トランサミン注	白濁（直後）
ネオシネジンコーワ注	白濁（直後）
ネオフィリン注	白濁（直後）
ヒューマリンR注	白濁（直後）
ファンガード点滴用	白濁（直後）
フェジン静注	赤褐色析出物（直後）
水溶性プレドニン	白濁（直後）
ヘパリンナトリウム注N1万単位「AY」	白濁（直後）
メイロン静注 7%	白濁（直後）
メロペン点滴用	白濁（直後）
モダシン静注用	白濁（直後）
ユナシン -S 静注用	白濁（直後）
ラクテック注	白濁（直後）

ラシックス注	白濁(直後)
リンデロン注	白濁(直後)
ロセフィン静注用	結晶析出(3時間)

その他

● 同効薬のニモジピンは、くも膜下出血後の脳血管攣縮予防で有効性を示したが、本邦では未承認薬であるためニカルジピンで代用されることが多い。

ニカルジピンの静脈炎

ニカルジピン注射液の使用の際には、末梢静脈ルートからの持続点滴投与によって起こる投与部位周辺の静脈炎の発生が臨床上問題となる。

静脈炎は投与後14時間以降に出現しやすいことが報告されており、米国の添付文書においては末梢静脈の刺激を最小限に抑えるため、12時間ごとに注入部位を変えることが推奨されている。本邦においては24時間ごとに投与部位を変更することで静脈炎の発症リスクを低減したという報告もある[1]。

ニカルジピンを末梢から高濃度で投与しているときは常に観察し、静脈炎が出現した場合は、早期に抜針し患部に熱感があれば冷やすなどの対応をする。

文献

1) 宮津大輔, 江田陽一, 今給黎修, 他：高血圧性緊急症患者に対するニカルジピン注射液原液の精密持続点滴投与による静脈炎発症の危険因子に関するレトロスペクティブ調査研究. 医療薬学 2017：43（1）：45-52.

中枢神経

呼吸

循環

血液・凝固

感染

腎臓・電解質

代謝・内分泌

消化管

その他

抗不整脈薬

使用のポイント

- 抗不整脈薬を整理するには簡潔にまとめた Vaughan Williams 分類が有名である。しかし、この分類では使用頻度の低い薬剤が含まれており、また分類に属さない薬剤（ジゴキシン、アトロピン、ATP など）もあることから、抗不整脈薬の作用を十分に反映できていない。実際にはそれぞれ病態に応じたエビデンスを重視して薬剤が選択される。

- 非ジヒドロピリジン系カルシウム拮抗薬（ジルチアゼム、ベラパミル）やβ受容体遮断薬は降圧作用もあるが、レートコントロールを目的とした抗不整脈薬としても分類される。

- **抗不整脈薬は不整脈を誘発することもある。**特に Ia 群とⅢ群の薬剤は、QT 延長症候群から致死的不整脈である torsades de pointes や心室細動を起こすこともあるため注意する必要がある。

抗不整脈薬の分類（Vaughan Williams 分類）

分類	作用	代表薬
I群	Na⁺チャネル遮断	
Ia群	PR/QRS 幅中等度延長 活動電位持続時間延長	キニジン、プロカインアミド、ジソピラミド、シベンゾリン、ピルメノール
Ib群	PR/QRS 幅不変 活動電位持続時間短縮	リドカイン、メキシレチン、アプリンジン
Ic群	PR/QRS 幅高度延長 活動電位持続時間不変	プロパフェノン、フレカイニド、ピルシカイニド
II群	交感神経β受容体遮断	プロプラノロール、メトプロロール、ビソプロロール、カルベジロール、ナドロール、アテノロール、ランジオロール、エスモロール ほか
III群	K⁺チャネル遮断 活動電位持続時間延長	アミオダロン、ソタロール、ニフェカラント
IV群	Ca²⁺チャネル遮断	ベラパミル、ベプリジル、ジルチアゼム

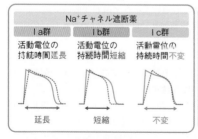

クラスI群

Na⁺チャネル遮断薬

Ia群	Ib群	Ic群
活動電位の持続時間延長	活動電位の持続時間短縮	活動電位の持続時間不変
延長	短縮	不変

クラスIII群

K⁺チャネル遮断薬

活動電位の持続時間延長

延長

- **Ia群**と**III群**は活動電位時間を延長するため **QT 延長症候群を起こす可能性**がある。

自施設の採用薬

抗不整脈薬

㉜ リドカイン

代表的商品名 静注用キシロカイン(2%)*、リドカイン点滴静注液(1%)

投与経路 静注 持続 管理区分 劇

*製剤写真の例

まずココをおさえよう

この患者に使う

● 心室頻拍
● 心停止(電気的除細動抵抗性の心室細動、無脈性心室頻拍によるもの)

ここを観察しよう

❶ アレルギー(アナフィラキシー)
➡局所麻酔薬に対して過敏症のある患者は注意

❷ 徐脈・房室ブロック

投与時のポイント

● 持続静注の場合は心電図モニター装着が必須である。
● 肝機能障害患者や高齢者では振戦、けいれんなどの中毒症状を起こす可能性がある。

特徴

● 静注製剤以外に局所麻酔薬としてのリドカイン製剤もあるので取り間違いに注意する。
● アメリカ心臓協会の「ACLS2018」において、心停止時の使用がアミオダロンと同列の推奨で併記された。
● リドカイン中毒時(重度の低血圧や不整脈を伴う場合)は、20%脂肪乳剤(イントラリポスなど)を大量投与する。

もう少し詳しくみてみよう

薬効薬理
- 心筋細胞膜の Na^+ チャネルを抑制することで心筋の活動電位発生を抑制する。

作用発現時間
静注 45 〜 90 秒

作用持続時間
静注 10 〜 20 分

用法用量
- 心室頻拍

  静注 1 〜 2 mg/kg を緩徐に静注する（1 〜 2 分かける）。
  効果が認められない場合には、5 分後に同量を投与する。

  持続 1 〜 2 mg/ 分で持続静注する。必要な場合には速度を上げてもよいが、4 mg/ 分までにとどめる。

- 心停止（電気的除細動抵抗性の心室細動、無脈性心室頻拍）

  静注 初回：1 〜 1.5 mg/kg を静注または骨髄内投与する。
  2 回目以降：5 〜 10 分ごとに 0.5 〜 0.75 mg/kg を繰り返す。

  持続 蘇生後：1 〜 4 mg/ 分を持続静注する。

配合変化
- 試料：静注用キシロカイン 2 ％
- 規格 pH：5.0 〜 7.0
- pH 変動試験

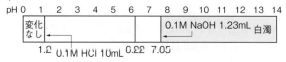

- 主な配合不可薬剤

  アクチバシン注：僅微粒子（直後）

  ドルミカム注射液：白濁（直後）

  ネオフィリン注：白濁（直後）

  ペルジピン注射液：白濁・壁面に黄色付着物（直後）

抗不整脈薬

㉝ ランジオロール

代表的商品名 オノアクト点滴静注用（50 mg、150 mg）

投与経路 静注 持続 　管理区分 劇

📍 まずココをおさえよう

この患者に使う

● 頻脈性不整脈（心室頻拍、心房細動など）

● 甲状腺クリーゼ

ここを観察しよう

❶ 脈拍

❷ 喘息症状

❸ 心不全増悪

投与時のポイント

● 血圧など循環動態を監視下に投与量を調節する。

　➡心電図モニター装着は必須。

● 陰性変力作用が弱いため心不全合併患者に使用しやすいが、**低心機能患者には低用量から開始**する。

特　徴

● β_1 受容体選択性が高いため、喘息患者に対しても使用しやすい。

● **作用時間がとても短い**ため（半減期は約3分）、用量調節がしやすい。

● 最高血中濃度まで到達するのに約15分かかるため、増量する際は少なくとも15分の間隔をあける。

📍 もう少し詳しくみてよう

薬効薬理
● 主に心臓に存在するβ_1受容体を遮断し、心拍数増加作用に拮抗することで抗不整脈作用を発現する。

作用発現時間
静注 約3分

（15分程度でピークとなる）

作用持続時間
静注 投与終了後 15 〜 30 分

用法用量　　　$\gamma = \mu g/kg/$分
● 頻脈性不整脈(心室頻拍、心房細動など)

静注 0.1 〜 0.2 mg/kg を緩徐に静注する。

持続 5 〜 20 γ(体重 50 kg の場合 25 〜 60 mg/ 時間)で持続静注する。

● 心機能低下例における頻脈性不整脈

持続 1 γ(体重 50 kg の場合 3 mg/ 時間)の少量から開始し、1 〜 10 γ(体重 50 kg の場合 3 〜 30 mg/ 時間)で調節する。

配合変化
● 試料：オノアクト点滴静注用
● 規格 pH：5.5 〜 6.5
● 主な配合不可薬剤

ラシックス注(原液)：白濁(直後)

ハンプ注射用：力価低下 2.1%（直後)

注射用エフスポール 100：白濁(直後)

その他
● 従来、周術期の頻脈性不整脈に対する緊急処置薬として使われてきたが、心不全増悪急性期などにおける頻脈性不整脈のレートコントロールにも使えるようになった。
● 左室機能障害を有する心房細動・粗動患者において、ランジオロールはジゴキシンよりも心拍数の制御に有効であった[2]。

抗不整脈薬

❸❹アミオダロン

------ 自施設の採用薬 ------

代表的商品名 アンカロン注(150 mg/ 3 mL)

投与経路 静注 点滴 経口 　管理区分 劇 　冷所 25℃以下

※メーカーにより異なる

写真はアミオダロン塩酸塩静注 150mg「TE」

📍 まずココをおさえよう

この患者に使う

● 致死性不整脈(心室細動、心室頻拍)

● 心房細動

● 心停止

ここを観察しよう

❶ 血圧(低下する)

➡投与速度を遅くすることで回避できる。
添加物であるベンジルアルコール、ポリソルベート80 が原因といわれている。

❷ 不整脈(徐脈、QT 延長、torsades de pointes)

❸ 甲状腺機能異常

❹ 喘息症状(喘息患者に原則禁忌)

➡やむを得ず使用する場合は呼吸状態に注意する。

投与時のポイント

● 初期急速投与→負荷投与→維持投与と投与方法が煩雑なので注意する(「用法用量」確認)。

● ポリ塩化ビニル(PVC)性の輸液容器、輸液セットに吸着する(p.300 参照)。

> ➡必ず PVC フリーのルートを用いる。
● **溶解液は必ずブドウ糖液**を用いる。
> ➡生理食塩液で溶解すると沈殿を起こすことがある。

| 特 徴 |

● 間質性肺炎の副作用は有名だが、多くは 12 ～ 60 か月後で発現するため、救急・ICU で問題となることは少ない。
● 甲状腺機能は亢進する場合もあれば低下する場合もある。
> ➡長期投与する場合はチェック。
● (TDM) 血中濃度の測定が有用である場合がある(「その他」参照)。

🔵 もう少し詳しくみてみよう

薬効薬理
● 心筋の K⁺ チャネル遮断作用、Na⁺ チャネル遮断作用、Ca²⁺ チャネル遮断作用および抗アドレナリン作用により抗不整脈作用を示す。

作用発現時間
(静注) 抗不整脈効果：2 日～ 3 週
(経口) 2 日～ 3 週(負荷投与している場合は短くなる)

作用持続時間
中止後 2 週間～数か月

吸収率と換算
● 35 ～ 65% ● 換算 (経口) 100 mg ≒ (静注) 50 mg

用法用量
● 心室細動、心室頻拍、心房細動
(点滴)
初期急速投与：125 mg(2.5 mL)を 5％ブドウ糖液 100 mL で希釈し 10 分で点滴静注する。
負荷投与(6 時間)：750 mg(5 A)を 5％ブドウ糖液 500 mL で希釈し、33 mL/ 時で 6 時間点滴静注する。
維持投与(7 時間目以降)：17 mL/ 時で 42 時間点滴静注する。

中枢神経

呼吸

循環

血液・凝固

感染

腎臓・電解質

代謝・内分泌

消化管

その他

【経口】
導入期：1日 400 mg を 1～2回に分けて1～2週間経口投与する。
維持期：1日 200 mg を 1～2回に分けて経口投与する。

● 心停止（電気的除細動抵抗性の心室細動、無脈性心室頻拍）

【静注】 初回：300 mg（2A）を静注または骨髄内投与する。
　　　　2回目以降：心室性不整脈が持続する場合、初回投与後 3～
　　　　　　　　　5分後に 150 mg（1A）を追加投与する。

配合変化

● 試料：アミオダロン塩酸塩静注 150 mg「TE」（1.5 mg/mL 溶液）
● 規格 pH：2.0～3.0
● pH 変動試験

pH 0　1　2　3　4　5　6　7　8　9　10　11　12　13　14

変化なし ← | 0.1M NaOH 10mL | 白濁（3時間後）

1.42　　3.48　0.1M HCl 10mL　　　　　11.88

● 主な配合不可薬剤
カルチコール注射液 8.5％：混濁（直後）
ソルダクトン静注用：混濁（直後）
ビーフリード輸液：混濁（直後）
ヘパリンナトリウム注1万単位「AY」：混濁（3時間）
ラボナール注射用：混濁（3時間）
※ PVC フリーの輸液セットを用いる。
※必ずブドウ糖液で希釈する。

その他

● ワルファリンの効果を増強させるため、併用時は PT-INR の変動に注意を要する。

目標血中濃度	0.5 〜 2.0 μg/mL ※抗不整脈効果の指標としての目標血中濃度はわかっていない ※持続静注は緊急治療が目的であり、効果を見ながら用量を設定するため必ずしも測定する必要はない。静注から経口移行時や長期投与している場合は有用であることがある
採血タイミング	トラフ値
中毒発現濃度と 中毒症状	2.5 〜 4.0 μg/mL 以上：神経系、消化器系副作用が上昇

アミオダロンの相互作用

アミオダロンは主に CYP3A4 によって代謝され、活性代謝物(DEA)が生成する。DEA はアミオダロンと同様に相互作用を起こすことがある。

アミオダロンおよび DEA の消失半減期はそれぞれ約 44 日および 61 日であり、アミオダロン中止後も相互作用が持続する可能性もある。

抗不整脈薬であるアミオダロンはワルファリンやダビガトラン(プラザキサ)、エドキサバン(リクシアナ)、ジゴキシン(ジゴシン)などと併用する場合もあり、投与量の調節には注意が必要である。

中枢神経

呼吸

循環

血液・凝固

感染

腎臓・電解質

代謝・内分泌

消化管

その他

------- 自施設の採用薬 -------

抗不整脈薬

㉟ ベラパミル

代表的商品名 ワソラン静注（5mg/2mL）

投与経路 静注 点滴 経口 管理区分 劇

📍 まずココをおさえよう

この患者に使う

● 頻脈性不整脈（発作性上室性頻拍、発作性心房細動、発作性心房粗動）

ここを観察しよう

❶ 脈拍

❷ 血圧（低下する）

❸ 心不全の増悪

➡心収縮力の低下（陰性変力作用）による心不全増悪の危険性がある（左室駆出率40%未満で禁忌）。

投与時のポイント

● 急速静注禁止（5分以上かけて緩徐に投与する）。

➡低血圧や心停止のリスクとなる。

● β遮断薬静注製剤とは併用禁忌。

➡β遮断薬との併用で心機能低下、徐脈を助長する。

特徴

● 他のカルシウム拮抗薬と比べて心臓に対する作用が強く、動脈への作用（降圧効果）は弱い。

● 心収縮力の低下（陰性変力作用）はジルチアゼム（ヘルベッサー）に比べて強い。

もう少し詳しくみてみよう

薬効薬理

- 末梢血管、冠血管などの血管平滑筋および房室結節において、細胞内への Ca^{2+} 流入を抑制することにより、血管拡張作用および房室結節伝導時間の延長作用を示す。

作用発現時間

静注 3～5分

経口 1～2時間

作用持続時間

静注 0.5～6時間

経口 6～8時間

吸収率と換算

- 20～35% ● 換算 経口 40 mg ≒ 静注 10 mg

用法用量

静注 1回75～150 μg/kg(5～10 mg)を5分以上かけて静注する。

点滴 初回投与で効果が確認され、効果を維持する必要がある場合は3～12 mg/時で点滴静注する。

経口 1回40～80 mgを1日3回経口投与する(適宜減量)。

配合変化

- 試料：ワソラン静注
- 規格pH：4.5～6.5
- pH変動試験

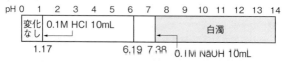

pH 0 1 2 3 4 5 6 7 8 9 10 11 12 13 14

変化なし 0.1M HCl 10mL 白濁

1.17   6.19 7.38 0.1M NaOH 10mL

- 主な配合不可薬剤

ソル・コーテフ静注用：白濁→微黄色澄明(直後)

水溶性ハイドロコートン注射液：白濁→微黄色澄明(直後)

ホスミシンSバッグ点滴静注用：白濁→微黄色澄明(直後)

中枢神経

呼吸

循環

血液・凝固

感染

腎臓・電解質

代謝・内分泌

消化管

その他

抗不整脈薬

㊱ ジルチアゼム

代表的商品名 ヘルベッサー注射用(10 mg、50 mg、250 mg)、
ヘルベッサー錠、ヘルベッサー R カプセル

投与経路 静注 点滴 経口 　管理区分 劇

----- 自施設の採用薬 -----

写真はジルチアゼム塩酸塩注射用 50mg「サワイ」

📍 まずココをおさえよう

この患者に使う

● 高血圧緊急症
● 頻脈性不整脈
● 冠攣縮性狭心症(冠動脈攣縮予防・治療)

ここを観察しよう

❶ 不整脈(房室ブロック、高度徐脈、心停止など)
　⇒心電図モニター装着が必須
❷ 血圧
❸ 心不全
　⇒心収縮力の低下(陰性変力作用)による心不全増悪の危険性が
　　ある(左室駆出率 40%未満で禁忌)。

投与時のポイント

● 目的に応じて投与量が異なる(「用法用量」参照)。

特　徴

● 心収縮力の低下(陰性変力作用)はベラパミル(ワソラン)に
　比べて弱い。
● 房室伝導抑制作用が強いため、徐脈患者への降圧目的での
　投与は注意を要する。

📍 もう少し詳しくみてみよう

薬効薬理

- 血管平滑筋および房室結節において、細胞内への Ca^{2+} 流入を抑制することにより、血管拡張作用、房室結節伝導時間の延長作用を示す。

作用発現時間

- 静注 3分
- 経口 30 ～ 60 分

作用持続時間

- 静注 中止後 0.5 ～ 10 時間

吸収率と換算

- 約 40% **換算**
- 経口 100 mg = 静注 40 mg

用法用量

$\gamma = \mu g/kg/ 分$

- **高血圧緊急症**

  静注 単回投与の場合：1回 10 mg を 1 分かけて緩徐に静注する。

  点滴 5 ～ 15 γ（体重 50 kg の場合 15 ～ 45 mg/ 時）で点滴静注する。

- **頻脈性不整脈**

  静注 1回 10 mg を約 3 分間で緩徐に投与する。

- **冠攣縮性狭心症（冠動脈攣縮予防・治療）**

  点滴 1 ～ 5 γ（体重 50 kg の場合 3 ～ 15 mg/ 時）で点滴静注する。

  経口 1日 100 mg を経口投与する。効果不十分な場合は 1 日 200 mg まで増量可能。

配合変化

- 試料：ジルチアゼム塩酸塩静注用 50 mg「日医工」
- 規格 pH：4.5 ～ 5.5（2.0 mg/mL 溶液）
- pH 変動試験

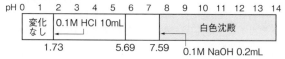

- 主な配合不可薬剤

  ネオフィリン注：白濁（直後）

  ラシックス注：白濁（直後）、白沈（24 時間）

中枢神経

呼吸

循環

血液・凝固

感染

腎臓・電解質

代謝・内分泌

消化管

その他

自施設の採用薬

抗不整脈薬

❸❼アトロピン

代表的商品名 アトロピン硫酸塩注(0.5 mg/ 1 mL)

投与経路 静注 筋注 皮下注 持続　管理区分 劇

📍まずココをおさえよう

この患者に使う

● 徐脈性不整脈
● 有機リン系中毒

ここを観察しよう

❶ 脈拍
❷ 副作用症状（散瞳、口渇、悪心、便秘、排尿障害など）

投与時のポイント

● 静注は**希釈せず急速に**行う。

　➡速度が遅いと逆に徐脈を誘発することがある。

● 最小投与量(0.5 mg)より少ない量では投与しない。

　➡逆に徐脈を誘発することがある。

特　徴

● 高齢者は抗コリン作用による緑内障、記銘障害、口渇、排尿困難、便秘などが現れやすいので慎重に投与する。
● 重度の副作用症状に対しては拮抗薬としてコリンエステラーゼ阻害薬（ネオスチグミンなど）を投与する。
● 心停止に対しては PEA、心静止いずれにもルーチンには使用しない。

　➡アドレナリンが無効な場合には考慮してもよい。

📍 もう少し詳しくみてみよう

薬効薬理

● 副交感神経部位でのアセチルコリンの作用に拮抗することで、消化管運動抑制や気道分泌物抑制、心拍数増加などをもたらす。

作用発現時間

静注 即時(ピーク効果:0.7〜4分)
筋注 15〜30分(ピーク効果:45〜60分)

作用持続時間

静注 $t_{1/2}$:約3時間

用法用量

● 徐脈性不整脈

静注 1回0.01 mg/kgを静注する。
筋注 皮下注 1回0.01〜0.02 mg/kgを筋注または皮下注する。
　　　　　　※1回0.5 mgより少ない量で投与しない。

● 有機リン系中毒

軽症: 皮下注 0.5〜1 mgを皮下注する。

中等症: 皮下注 筋注 静注 1〜2 mgを皮下注または筋注または静注する。その後必要に応じて20〜30分ごとに繰り返す。

重症: 持続 静注 初回2〜4 mgを静注する。その後症状に応じて繰り返す。※重症の場合は持続静注(0.02〜0.08 mg/kg/時)も考慮される。

配合変化

● 試料:アトロピン硫酸塩注「タナベ」
● 規格pH:4.0〜6.0
● pH変動試験

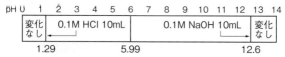

```
pH 0   1   2   3   4   5   6   7   8   9   10  11  12  13  14
   ┌─────┬──────────────────┬────────────────────┬─────┐
   │変化 │ 0.1M HCl 10mL    │  0.1M NaOH 10mL    │変化 │
   │なし │←                 │                  →│なし │
   └─────┴──────────────────┴────────────────────┴─────┘
      1.29              5.99                  12.6
```

● 主な配合不可薬剤

カルチコール注射液8.5%:微白濁(直後)

その他

● 可逆的な原因がない場合、アトロピンは急性の徐脈における第1選択薬である。

105

中枢神経

呼吸

循環

血液・凝固

感染

腎臓・電解質

代謝・内分泌

消化管

その他

抗不整脈薬

❸❽ アデノシン三リン酸（ATP）

代表的商品名 アデホス-Lコーワ注（10 mg/ 2 mL、20 mg/ 2 mL、40 mL/ 2 mL）*、トリノシンS注射液（10 mg/ 2 mL、20 mg/ 2 mL）

投与経路 静注 　管理区分 冷所 1～15℃

＊製剤写真の例

♥ まずココをおさえよう

この患者に使う

● 心房頻拍の停止、発作性上室性頻拍の鑑別

ここを観察しよう

❶ 喘息発作

❷ 顔面紅潮、胸痛、頭痛、悪心、血圧低下など（一過性）

投与時のポイント

● 添付文書上の用法用量と大きく異なるため注意。

● 1～2秒で急速静注し、その後10～20 mLの生理食塩液などでフラッシュする。

→心臓に十分量の薬剤を到達させるため。

● 顔面潮紅や胸痛、頭痛、悪心、血圧低下などが一過性に起きるので、あらかじめ患者に説明しておく。

特徴

● 気管支収縮作用があるため喘息患者に使用できない。

● 半減期が非常に短い（10秒未満）。

● 頻脈がいったん停止したのちに再発する場合は、半減期の長いカルシウム拮抗薬（ジルチアゼム、ベラパミル）を投与する。

📍 もう少し詳しくみてみよう

薬効薬理

● ATP の代謝産物であるアデノシンが房室結節伝導を抑制することで、房室結節に依存する房室結節リエントリー頻拍や房室回帰頻拍を停止させる。

作用発現時間

静注 即時

作用持続時間

静注 非常に短い（10 秒以内）

用法用量

静注

1 回 5～10 mg を 1～2 秒で急速静注する。1～2 分経っても無効の場合は 20 mg まで増量して繰り返す。

※ 1～2 秒で急速静注し、その後 10～20 mL の生理食塩液などでフラッシュする。

※添付文書とは異なる。

配合変化

● 試料：トリノシン S 注射液 10 mg

● 規格 pH：8.5～9.5

● pH 変動試験

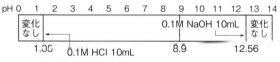

pH 0　1　2　3　4　5　6　7　8　9　10　11　12　13　14

| 変化なし | | | | | | | | 0.1M NaOH 10mL | | | 変化なし |

1.05　0.1M HCl 10mL　　　　8.9　　　　12.56

● 主な配合不可薬剤

プリンペラン注射液：結晶析出（3 時間）

ペルジピン注射液：白濁（直後）

その他

● 生理食塩液であらかじめ希釈してから投与しても有効性に差はなかったとの報告もある[2]。

抗不整脈薬

自施設の採用薬

❸❾ ジゴキシン

代表的商品名 ジゴシン注(0.25 mg/ 1 mL)

投与経路 静注 点滴 経口　管理区分 劇

📍 まずココをおさえよう

この患者に使う

- 頻脈性不整脈(心房細動、心房粗動)
- 低心機能(左室駆出率 45％未満)の慢性心不全

ここを観察しよう

❶ 脈拍
❷ 中毒症状(「その他」参照)

投与時のポイント

- **5分以上かけて**緩徐に投与する。希釈せずに静注することも可能。

特　徴

- 陽性変力作用(心収縮力増強)と陰性変時作用(心拍数減少)を有する唯一の薬剤である。
- 頻脈に対する第1選択薬としては推奨されていない。
- 低カリウム血症ではジゴキシンの作用が増強される。
- 相互作用が多い(アミオダロンやベラパミルはジゴキシン血中濃度を上昇させる)。
- 腎 負荷投与は腎機能による調節は不要である。維持量は腎機能や血中濃度に応じて調節が必要である。
- TDM 血中濃度の測定が有用な薬剤である(「その他」参照)。

もう少し詳しくみてみよう

薬効薬理
- 心筋細胞内 Ca^{2+} を上昇させ心筋収縮力を増大させる。

作用発現時間　　　　作用持続時間
　静注　5〜60分　　　3〜4日
　経口　1〜2時間　　　※腎機能低下時は延長する。

吸収率と換算
- 70〜80%　換算　経口 0.25 mg ＝ 静注 0.2 mg

用法用量
- 頻脈性不整脈　静注　点滴　経口
　　負荷用量：初回 0.25〜0.5 mg を投与し、その後6〜8時間間隔で
　　　　　　　0.25 mg を繰り返し投与する。
　　　　　　　※最大 1.5 mg/ 日を超えない。
　　維持用量：0.125〜0.25 mg を1日1回 投与する（腎機能やトラフ
　　　　　　　値に応じて調節する）。

- 低心機能（左室駆出率 45％未満）の慢性心不全　経口
　　維持用量：0.125〜0.25 mg を1日1回経口投与する。

配合変化
- 試料：ジゴシン注
- 規格 pH：5.5〜7.5
- 主な配合不可薬剤：−

その他
TDM

目標血中濃度	● 頻脈性不整脈の場合：0.5〜1.5 ng/mL ● 左室駆出率 45％未満の慢性心不全の場合：0.5〜0.9 ng/mL
採血タイミング	● トラフ値
中毒発現濃度と中毒症状	● 1.5 ng/mL 以上 ● 消化器症状（悪心・嘔吐、食欲不振、下痢など） ● 心毒性（心室期外収縮、心室頻拍、高度徐脈、心静止、房室ブロックなど）

文献

1) Wu Z, Zhang S, Jingyuan Xu J, et al. Norepinephrine vs Vasopressin: which vasopressor should be discontinued first in septic shock? A meta-analysis. *Shock* 2020; 53: 50-57.

2) Nagai R, Kinugawa K, Inoue H, et al. Urgent management of rapid heart rate in patients with atrial fibrillation/flutter and left ventricular dysfunction: comparison of the ultra-short-acting β_1-selective blocker landiolol with digoxin (J-Land Study). *Circ J* 2013; 77: 908-916.

3) McDowell M, Mokszycki R, Greenberg A, et al. Single-syringe Administration of Diluted Adenosine. *Acad Emerg Med* 2020; 27: 61-63.

4) 各種添付文書・インタビューフォーム

5) 日本集中治療医学会・日本救急医学会合同 日本版敗血症診療ガイドライン2020 特別委員会:日本版敗血症診療ガイドライン2020. 日本集中治療医学会雑誌 2021;28 (Suppl).

6) 日本循環器学会,日本心不全学会,日本胸部外科学会,他:急性・慢性心不全診療ガイドライン (2017年改訂版). 2018.
https://www.j-circ.or.jp/cms/wp-content/uploads/2017/06/JCS2017_tsutsui_h.pdf (2021.3.1.アクセス)

7) 日本麻酔科学会:麻酔薬および麻酔関連薬使用ガイドライン 改訂第3版. 2012.

8) 日本循環器学会,日本不整脈心電学会,日本小児循環器学会,他:2020年改訂版 不整脈薬物治療ガイドライン. 2020.
https://www.j-circ.or.jp/cms/wp-content/uploads/2020/01/JCS2020_Ono.pdf (2021.3.1アクセス)

9) 日本循環器学会,日本TDM学会:2015年版 循環器薬の薬物血中濃度モニタリングに関するガイドライン. 2015.
https://www.j-circ.or.jp/cms/wp-content/uploads/2020/02/JCS2015_aonuma_h.pdf (2021.3.1.アクセス)

10) Michael E.Winter原著,樋口駿監訳,篠崎公一,平岡聖樹,川崎まさ江編:新訂 ウインターの臨床薬物動態の基礎. じほう,東京, 2013.

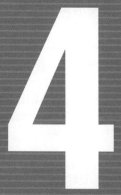

4

血液・凝固

中枢神経

呼吸

循環

血液・凝固

感染

腎臓・電解質

代謝・内分泌

消化管

その他

抗血栓薬
血栓溶解薬／抗血小板薬／抗凝固薬

使用のポイント

● 抗血栓薬はいわゆる「血液をサラサラにする薬」と呼称されるが、血栓溶解薬、抗血小板薬、抗凝固薬の3種類に大別される。

● 抗血小板薬は脳梗塞(心原性脳塞栓症や深部静脈血栓症による脳梗塞は除く)や心筋梗塞などの動脈血栓症の治療・予防に使用される。

● 抗凝固薬は心房細動や深部静脈血栓症・肺塞栓症などの静脈血栓症の治療・予防に使用される。

● トロンボモジュリン・アルファは抗凝固作用を示し、血管内に無数の血栓が形成される凝固反応過剰の状態である播種性血管内凝固症候群(disseminated intravascular coagulation：DIC)の治療薬として位置付けされる。

● 血栓溶解薬は血栓をまだ陳旧化しないうちに溶解するため、脳梗塞や心筋梗塞の超急性期の治療に使用される。

血液凝固のしくみと抗血栓薬の作用点

1 血管が破損する

血管の損傷

血小板

2 血小板が凝集し血液
凝固が始まる
（1次止血）

血小板の凝集

← 抗血小板薬

3 フィブリンが集まり、
糊状に固まる
（2次止血）

フィブリン塊の形成

フィブリン

← 抗凝固薬

4 血管が修復されると
プラスミンによって
フィブリンを溶解す
る

フィブリン塊の溶解

← 血栓溶解薬

抗血小板薬と抗凝固薬の違い

	抗血小板薬	抗凝固薬
適応	血流の速い環境下での血小板の活性化による**動脈血栓症**	血流の停滞した環境下での凝固因子の活性化による**静脈血栓症**
主な適応疾患	● 心筋梗塞 ● 狭心症 ● アテローム性脳梗塞 ● 閉塞性動脈硬化症	● 深部静脈血栓症 ● 肺塞栓症 ● 心原性脳塞栓症
主な薬剤	● アスピリン（バイアスピリン、バファリン） ● クロピドグレル（プラビックス） ● プラスグレル（エフィエント） ● チクロピジン（パナルジン） ● シロスタゾール（プレタール）	● ワルファリン（ワーファリン） ● ダビガトラン（プラザキサ） ● アピキサバン（エリキュース） ● エドキサバン（リクシアナ） ● リバーロキサバン（イグザレルト） ● ヘパリン

中枢神経

呼吸

循環

血液・凝固

感染

腎臓・電解質

代謝・内分泌

消化管

その他

---- 自施設の採用薬 ----

血栓溶解薬

❹ アルテプラーゼ(rt-PA)

代表的商品名 アクチバシン注(600万、1200万、2400万)*、

グルトパ注(600万、1200万、2400万)

投与経路 静注 点滴 　管理区分 生物

＊製剤写真の例

📍 まずココをおさえよう

この患者に使う

● 脳梗塞急性期に伴う機能障害の改善(発症後4.5時間以内)
● 急性心筋梗塞における冠動脈血栓の溶解(発症後6時間以内)

ここを観察しよう

❶ 出血徴候(血尿、歯肉出血、皮下出血、カテーテル穿刺
　部位からの出血、意識障害[脳出血]など)
❷ 血圧(180/105 mmHg 未満でコントロール)

投与時のポイント

● 溶解液を勢いよく注入すると泡立ちやすいので注意する。
● 投与総量の10%は急速投与(1〜2分間)し、その後残り
　を1時間で投与する。

特 徴

● 原則的には、アルテプラーゼ投与24時間以内は抗凝固薬、
　抗血小板薬、血栓溶解薬を投与しない。ただし、投与後
　24時間以内でも、血管造影時や深部静脈血栓症予防目的
　のヘパリン(1万単位以下)は使用可能であるが、頭蓋内出
　血の危険性を考慮する必要がある。

📍 もう少し詳しくみてみよう

薬効薬理

● 血栓に特異的に吸着し血栓上でプラスミノーゲンをプラスミンに転化させ、これがフィブリンを分解し、血栓を溶解する。

作用発現時間

[静注] t_{max}：投与終了直後

作用持続時間

[静注] 線溶作用は投与終了後最大1時間持続する。

用法用量

● 虚血性脳血管障害（発症後 4.5 時間以内）

[静注] [点滴] 34.8 万国際単位 /kg(0.6 mg/kg)を総量の 10％は急速静注(1～2分間)し、その後残りを1時間で点滴静注する。

● 急性心筋梗塞（発症後6時間以内）

[静注] [点滴] 29～43.5 万国際単位 /kg(0.5～0.75 mg/kg)を総量の 10％は急速静注(1～2分間)し、その後残りを1時間で点滴静注する。

配合変化

● 試料：アクチバシン注

● 規格 pH：6.8～7.8

● 主な配合不可薬剤

静注用キシロカイン2％	僅微粒子(直後)
ドブトレックス注射液	僅微粒子(直後)
ノルアドレナリン注	淡青白色(直後)
ヘスパンダー輸液	白色・僅微粒子(直後)
ヘパリン Na 注1万単位「モチダ」	白色・微粒子(直後)
ペルジピン注射液	白色・微粒子(直後)
ミリスロール注	白色・微粒子(直後)
リスモダン P 静注	僅微粒子(直後)

中枢神経

呼吸

循環

血液・凝固

感染

腎臓・電解質

代謝・内分泌

消化管

その他

------ 自施設の採用薬 ------

抗血小板薬

❹ アスピリン

代表的商品名 バイアスピリン錠*、バファリン配合錠 A81
投与経路 経口 管理区分 ー

*製剤写真の例

📍 まずココをおさえよう

この患者に使う

● 動脈血栓症(狭心症、心筋梗塞、脳梗塞など)

ここを観察しよう

❶ 出血徴候

❷ 消化器症状(腹痛、消化性潰瘍)

❸ 初回投与時の喘息症状(アスピリン喘息)

投与時のポイント

● **緊急時は噛み砕いて服用**する。

⇒効果発現が早くなる(20分以内)。

● バイアスピリンは腸溶錠であるため、簡易懸濁法を用いて経管投与する場合は破砕が必要である。

特 徴

● アスピリン喘息の既往歴がある患者は**喘息発作を誘発**する可能性があるので注意が必要である。

● 非ステロイド性抗炎症薬(NSAIDs)と併用すると**消化性潰瘍のリスク**が上がるため注意が必要である。

● 消化性潰瘍を予防する目的でプロトンポンプ阻害薬などの消化性潰瘍予防薬を併用する。

もう少し詳しくみてみよう

薬効薬理

● シクロオキシゲナーゼ1（COX1）を阻害することにより、トロンボキサン A2 の合成を阻害し、血小板凝集抑制作用を示す。

作用発現時間

経口 普通錠（バファリン）：1 時間未満

腸溶錠（バイアスピリン）：3～4 時間

※噛み砕くと 20 分以内

作用持続時間

経口 4～6 時間

※血小板凝集阻害効果は血小板の寿命（約 10 日）の間持続する。

用法用量

● 虚血性心疾患（狭心症、心筋梗塞）、虚血性脳血管障害

経口 100 ～ 300 mg/ 日を経口投与する。

豆知識

アスピリンはなぜ低用量なの？

　アスピリンは低用量で抗血小板作用を示し、高用量となると抗血小板作用が減弱するといわれている（アスピリンジレンマ）。しかし、アスピリンの高用量群（500 ～ 1500 mg）、中等量群（160 ～ 325 mg）、低用量群（75 ～ 150 mg）の間で、心血管イベント（脳梗塞や心筋梗塞、血管死など）の長期予防効果に差はなかった[1]。つまり、高用量にしても抗血小板作用がなくなるわけではないが、作用が増強されるわけでもないといえる。消化管傷害の副作用は用量依存的に増えるので、抗血小板作用を期待して使用する際は低用量が選択されるのである。

文献

1) Antithrombotic Trialists' Collaboration. Collaborative meta-analysis of randomised trials of antiplatelet therapy for prevention of death, myocardial infarction, and stroke in high risk patients. *BMJ* 2002; 324: 71-86.

------- 自施設の採用薬 -------

抗血小板薬

㊷ チエノピリジン系 抗血小板薬

一般名(代表的商品名) プラスグレル(エフィエント錠®)、
クロピドグレル(プラビックス錠)

投与経路 経口 **管理区分** ー

* 製剤写真の例

◯ まずココをおさえよう

この患者に使う

- 経皮的冠動脈形成術(PCI)が適用される虚血性心疾患
- 末梢動脈疾患における血栓・塞栓形成の抑制
- 脳梗塞
- TIA(心原性脳塞栓症を除く)後の再発抑制

ここを観察しよう

❶ 出血徴候

❷ 肝機能障害

❸ 血小板減少

投与時のポイント

- 緊急で PCI を行う場合は初回ローディングを行う。
- クロピドグレルはフィルムコーティング錠のため、簡易懸濁法を用いて経管より投与する場合は破砕が必要である。

特徴

- PCI 後はアスピリンと2剤併用療法を、少なくとも3〜6か月は継続する。
- プラスグレルはクロピドグレルと比較して抗血小板作用が早く出現する。

118

もう少し詳しくみてみよう

薬効薬理

- 活性代謝物が血小板膜上の ADP 受容体を選択的かつ非可逆的に阻害することで血小板凝集を抑制する。

作用発現時間

- プラスグレル

  経口 約 30 分（用量依存）

- クロピドグレル

  経口 負荷投与（300 ～ 600 mg）では 2 時間以内（用量依存）

作用持続時間

経口 血小板の凝集阻害効果は血小板の寿命（約 10 日）の間持続する。

用法用量

- プラスグレル

  経口

  PCI が適応される虚血性心疾患

  　初回投与：1 回 20 mg を経口投与する。

  　2 日目以降（維持用量）：1 日 1 回 3.75 mg を経口投与する。

  　※プラスグレル開始後 5 日目以降に PCI を施行する場合は維持用量から開始してもよい。

- クロピドグレル

  経口

  虚血性脳血管障害：1 回 50 ～ 75 mg を 1 日 1 回経口投与する。

  末梢動脈疾患：1 回 75 mg を 1 日 1 回経口投与する。

  PCI が適用される虚血性心疾患

  　初回投与：1 回 300 mg を経口投与する。

  　2 日目以降（維持用量）：1 日 1 回 75 mg を経口投与する。

その他

- クロピドグレルは代謝をされてから効果を示す。日本人では代謝酵素が欠損している患者も多いため、抗血小板作用にばらつきがあるといわれている。

中枢神経

呼吸

循環

血液・凝固

感染

腎臓・電解質

代謝・内分泌

消化管

その他

------ 自施設の採用薬 ------

抗凝固薬

㊸ ワルファリン

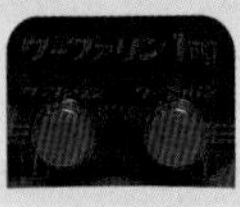

代表的商品名	ワーファリン錠

投与経路 （経口）　管理区分 －

📍 まずココをおさえよう

この患者に使う

● 血栓塞栓症（静脈血栓症、肺塞栓症、心原性脳塞栓症、緩徐に進行する脳血栓症など）の治療および予防

ここを観察しよう

❶ 出血徴候

❷ PT-INR（prothrombin time-international normalized ratio：プロトロンビン時間-国際標準化比）

投与時のポイント

● 血液凝固能検査（プロトロンビン時間およびトロンボテスト）の検査値に基づいて、本剤の投与量を決定し、血液凝固能管理を十分に行いながら使用する。

特徴

● ビタミンKの摂取（特に**納豆**、**青汁**、**クロレラ**など）や投与によりその効果が減弱する。
● 相互作用が多く、併用薬剤には注意が必要である。
● 拮抗薬が存在する（「㊿乾燥濃縮人プロトロンビン複合体」、「�51メナテトレノン（ビタミンK_2）」参照）

もう少し詳しくみてみよう

薬効薬理

● ビタミンKに拮抗し肝臓におけるビタミンK依存性血液凝固因子(Ⅱ、Ⅶ、Ⅸ、Ⅹ)の生合成を抑制して抗凝固効果および抗血栓効果を発揮する。

作用発現時間

経口 1～3日

※完全な治療効果は5～7日(主に半減期60～72時間のプロトロンビンの減少に依存)

作用持続時間

経口 2～5日

用法用量

経口 初回投与量は通常1～5mg/回を1日1回経口投与する。

※ PT-INRの値をみて調節する。

その他

● 心房細動における PT-INR 目標値

非弁膜症性心房細動 脳梗塞1次予防、CHADS$_2$スコア2点以下 脳梗塞2次予防、CHADS$_2$スコア3点以上、がん患者	1.6～2.6 2.0～3.0
僧帽弁狭窄症	2.0～3.0
機械弁置換術後	2.0～3.0

日本循環器学会, 日本不整脈心電学会, 日本小児循環器学会, 他:2020年改訂版 不整脈薬物治療ガイドライン. 2020. より引用
https://www.j-circ.or.jp/cms/wp-content/uploads/2020/01/JCS2020_Ono.pdf(2021.6.1 アクセス)

● ワルファリンが DOAC(p.122 参照)より優先される状況

・弁膜症性心房細動

・機械弁置換術後

・生体弁置換術後(術後3か月まで)

・高度腎機能障害患者(透析含む)

中枢神経

呼吸

循環

血液・凝固

感染

腎臓・電解質

代謝・内分泌

消化管

その他

抗凝固薬

❹ 直接経口抗凝固薬
（DOAC）

一般名（代表的商品名） ダビガトラン（プラザキサ）、
リバーロキサバン（イグザレルト）、アピキサバン（エリキュース）、
エドキサバン（リクシアナ®）

投与経路 経口 管理区分 −

*製剤写真の例

まずココをおさえよう

この患者に使う

- 非弁膜症性心房細動患者における心原性脳塞栓症および全身性塞栓症の発症抑制
- 深部静脈血栓症および肺血栓塞栓症の治療および再発抑制（リバーロキサバン、アピキサバン、エドキサバンのみ）

ここを観察しよう

❶ 出血徴候   ❷ 腎機能

投与時のポイント

- 腎 腎機能、年齢、体重、併用薬によって減量基準が設定されている。
- ダビガトラン（プラザキサ）は経管投与不可である。

特　徴

- 「❹ワルファリン」と比較して出血リスクは低いとされる。
- ワルファリンと比較して効果発現は早く、効果持続時間は短い。
- リウマチ性弁膜症や機械弁置換術後の弁膜症性心房細動に対しては有効性が証明されていないため使用できない。

122

もう少し詳しくみてみよう

薬効薬理

● **ダビガトラン**

トロンビンの活性部位に結合し、フィブリノゲンからフィブリンに変換するトロンビンの触媒反応を阻害する。

● **リバーロキサバン、アピキサバン、エドキサバン**

内因系および外因系血液凝固カスケード中の第 Xa 因子を阻害することで、トロンビン産生および血栓形成を抑制する。

作用発現時間

経口 t_{max}：1〜5時間程度

※各製剤によって異なる。

作用持続時間

経口 $t_{1/2}$：約 12 時間

※各製剤、腎機能によって異なる。

用法用量

● 非弁膜症性心房細動患者における心原性脳塞栓症および全身性塞栓症の発症抑制

経口

ダビガトラン：1回 150 mg を1日2回経口投与する。

リバーロキサバン：1回 15 mg を1日1回経口投与する。

アピキサバン：1回 5 mg を1日2回経口投与する。

エドキサバン：1回 60 mg を1日1回経口投与する。

※減量用量は各添付文書を参照

● 深部静脈血栓症および肺血栓塞栓症の治療および再発抑制

経口

リバーロキサバン：初期1回 15 mg を1日2回3週間、その後1回 15 mg を1日1回経口投与する。

アピキサバン：初期1回 10 mg を1日2回1週間、その後1回 5 mg を1日2回経口投与する。

※減量用量は各添付文書を参照

その他

● ワルファリンやヘパリンと異なり、**DOAC にはモニタリングする凝固マーカーがない。**

中枢神経

呼吸

循環

血液・凝固

感染

腎臓・電解質

代謝・内分泌

消化管

その他

自施設の採用薬

抗凝固薬

㊺ 未分画ヘパリン

代表的商品名 ヘパリンナトリウム注（1万単位/10 mL、

5万単位/50 mL）※、ヘパリンカルシウム皮下注（5千単位/0.2 mL）

投与経路 静注 持続 点滴 皮下注 筋注 　管理区分 生物

※製剤写真の例

まずココをおさえよう

この患者に使う

- 静脈血栓塞栓症の治療および予防
- CRRT[*1]やECMO[*2]などの体外循環装置使用時の血液凝固の防止
- 血管カテーテル挿入時の血液凝固の防止（輸血および血液検査の際の血液凝固の防止）

ここを観察しよう

❶ 出血徴候

➡脊椎麻酔や硬膜外麻酔の前後は血腫に注意を要する。

❷ APTT、ACT

❸ 血小板数

➡ヘパリン起因性血小板減少症（HIT[*3]）

投与時のポイント

- 活性化全血凝固時間（ACT）を150〜180秒（病態、目的によって異なる）、または全血活性化部分トロンボプラスチン時間（APTT）が正常値の1.5〜2.5倍（病態、目的によって異なる）になるように年齢、症状に応じて適宜用量をコントロールする。

> 特 徴

- 血栓塞栓症の予防で使用する場合、ヘパリンカルシウム皮下注は APTT などの凝固能のモニタリングは必要ない。
- 硬膜外カテーテルの抜去は、ヘパリンの効果が消失していることを確認してから行う(硬膜外血腫形成予防のため)。
- 拮抗薬が存在する(「52 プロタミン」参照)。

*1 CRRT(continuous renal replacement therapy;持続的腎代替療法):血液透析や血液濾過などを持続的に行う血液浄化療法のこと
*2 ECMO(extracorporeal membrane oxygenation;体外式膜型人工肺):人工肺とポンプを用いた体外循環による治療法のこと
*3 HIT(heparin induced thrombocytopenia;ヘパリン起因性血小板減少症):ヘパリン曝露後に生じる薬剤性血小板減少症のこと。致死的な血栓症を引き起こす可能性があるため、早期発見と介入が重要な薬物有害事象の1つ

♥ もう少し詳しくみてみよう

薬効薬理

- アンチトロンビンと複合体を形成し、トロンビン(Ⅱ)や凝固因子 (Ⅸ a ～Ⅻ a)の活性を阻害することで抗凝固作用を表す。

作用発現時間

静注 即時(ピーク効果:5～7分)
皮下注 約1時間(ピーク効果:約3時間)

作用持続時間

静注 約4時間(用量依存)
皮下注 約8～12 時間

用法用量

- ヘパリンナトリウム

持続 点滴

80 U/kg のボーラス投与に引き続き、18 U/kg/ 時で持続投与する。持続投与開始4～6時間後に APTT(もしくは ACT)を測定し、目標値となるように調節する。

皮下注 筋注

1 回 5000 単位を 4 時間ごとに皮下注射または筋肉内注射する。

- ヘパリンカルシウム皮下注

皮下注

血栓塞栓症の予防として、1 回 5000 単位を 1 日 2 回皮下注射する。

中枢神経

呼吸

循環

血液・凝固

感染

腎臓・電解質

代謝・内分泌

消化管

その他

配合変化

- 試料：ヘパリン Na 透析用 250 単位 /mL「フソー」20 mL
- 規格 PH：5.5 ～ 8.5
- pH 変動試験

pH 0　1　2　3　4　5　6　7　8　9　10　11　12　13　14

| 変化なし | 0.1M HCl 10mL | | 0.1M NaOH 10mL | 変化なし |

1.43　　　　　　6.39　　　　　　　　12.92

- 主な配合不可薬剤

アクチバシン注	白色・微粒子(直後)
アミオダロン塩酸塩静注「TE」	混濁(3時間)
ゲンタシン注	白濁(直後)
ソル・コーテフ注射用	結晶析出(3時間)
注射用ソル・メルコート	沈殿(直後)
ドルミカム注射液	白沈(直後)
バンコマイシン塩酸塩点滴静注用	微白色懸濁(直後)
ペルジピン注射液	白濁(直後)

その他

- 投与 5 ～ 10 日後に血小板数が投与前の約 50%に低下した際には HIT を疑い、4T's スコア(表)などで可能性が高ければ投与中止を検討する。

4T's スコア

1. <u>T</u>hrombocytopenia（血小板減少症）
   - 2点：血小板数が 50％を超えた低下ならびに血小板最低値が2万 /μL 以上
   - 1点：血小板数の 30 〜 50％減少もしくは血小板最低値が 1 万 /μL 〜 2万 /μL 未満
   - 0点：血小板数 30％未満の減少もしくは血小板最低値が1万 /μL 未満

2. <u>T</u>iming of platelet count fall（血小板減少の発症時期：ヘパリン投与開始日を0日とする）
   - 2点：投与後5〜 10日の発症。もしくは過去 30 日以内のヘパリン投与歴がある場合の 1 日以内の発症
   - 1点：投与後5〜 10日の不明確な発症（例えば血小板数測定がなされていない）
     10 日以降の血小板減少
     過去 31 日から 100 日以内のヘパリン投与歴がある場合の 1 日以内の発症
   - 0点：今回のヘパリン投与による4日以内の血小板減少

3. <u>T</u>hrombosis or other sequelae（血栓症や続発症）
   - 2点：新たな血栓症の発症
     ヘパリン投与部位の皮膚の壊死
     ヘパリン大量投与時の急性全身反応
   - 1点：血栓症の進行や再発
     ヘパリン投与部位の皮膚の発赤
     血栓症の疑い（まだ証明されていない）
   - 0点：なし

4. <u>O</u>ther cause for thrombocytopenia not evident（他の血小板減少の原因）
   - 2点：明らかに血小板減少の原因がほかに存在しない
   - 1点：ほかに疑わしい血小板減少の原因がある
   - 0点：ほかに明確な血小板減少の原因がある

4つのカテゴリーにそれぞれ0、1、2の点数をつけて、その総和で判断。
（最大8点）

HIT である確率　6〜8点：高い、4〜5点：中間、0〜3点：低い

Lo GK, Juhl D, Warkentin TE, et al. Evaluation of pretest clinical score (4 T's) for the diagnosis of heparin-induced thrombocytopenia in two clinical settings. *J Thromb Haemost* 2006; 4: 759-765. をもとに作成

抗凝固薬

45
未分画ヘパリン

中枢神経

呼吸

循環

血液・凝固

感染

腎臓・電解質

代謝・内分泌

消化管

その他

抗凝固薬

㊻ トロンボモデュリン アルファ

代表的商品名 リコモジュリン点滴静注用(12800 単位)

投与経路 点滴　管理区分 −

まずココをおさえよう

この患者に使う

● 播種性血管内凝固症候群(DIC)

ここを観察しよう

❶ 出血徴候

投与時のポイント

● 腎 重篤な腎機能障害に伴い、出血症状の発現・増悪がみられた場合には投与を中止する。

特徴

● 頭蓋内出血、肺出血、消化管出血(継続的な吐血・下血、消化管潰瘍による出血)がある患者には禁忌である。

● 重度腎機能障害のある患者では減量を考慮する。

自施設の採用薬

🔍 もう少し詳しくみてみよう

薬効薬理

● トロンビンによるプロテイン C の活性化を促進する。生成した活性化プロテイン C は、プロテイン S を補酵素として凝固促進因子の第 Va 因子と第 VIIIa 因子を不活化し、トロンビンの生成を抑制することで抗凝固反応を示す。

作用発現時間

点滴 t_{max}：点滴終了直後

作用持続時間

点滴 $t_{1/2}$：約 16 〜 20 時間

用法用量

点滴

1 日 1 回 380 U/kg を約 30 分かけて点滴静注する。

※重篤な腎機能障害のある患者では、症状に応じて適宜 130 U/kg に減量して投与する。

配合変化

● 試料：リコモジュリン点滴静注用

● 規格 pH：6.8 〜 7.3

● pH 変動試験

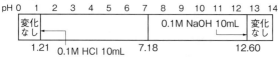

| pH 0 | 1 | 2 | 3 | 4 | 5 | 6 | 7 | 8 | 9 | 10 | 11 | 12 | 13 | 14 |

変化なし ← 1.21 0.1M HCl 10mL — 7.18 — 0.1M NaOH 10mL — 12.60 変化なし

● 主な配合不可薬剤

注射用エフオーワイ：61.5% 力価低下（1 時間）

KCL 注キット「テルモ」：65% 力価低下（1 時間）

ビーフリード輸液：55.4% 力価低下（1 時間）

その他

● DIC 治療の基本は原疾患の治療である。敗血症性 DIC に対して、日本版敗血症診療ガイドラインの推奨度が 2016 年の「現時点では明確な推奨を提示しない」から 2020 年に「投与することを弱く推奨する」へ変更された。

中枢神経

呼吸

循環

血液・凝固

感染

腎臓・電解質

代謝・内分泌

消化管

その他

自施設の採用薬

抗凝固薬

❹アルガトロバン

代表的商品名 ノバスタン HI 注(10 mg/ 2 mL)、
スロンノン HI 注(10 mg/ 2 mL)*

投与経路 点滴 持続 管理区分 ー

＊製剤写真の例

♥ まずココをおさえよう

この患者に使う

● ヘパリン起因性血小板減少症(HIT*)

● 発症後 48 時間以内の脳血栓症急性期

ここを観察しよう

❶ 出血徴候

❷ APTT

投与時のポイント

● **必ず希釈して投与する**(1 mg/mL 以下)。

➡ 原液のまま投与すると溶血を起こす恐れがある。

● APTT が正常値の 1.5 〜 3 倍になるように用量を調節する。

● 肝機能障害患者、出血リスクのある患者は低用量より開始
する(「用法用量」参照)。

特 徴

● 肝代謝型薬剤であり、肝機能障害患者は作用が遷延し、効
果が増強することが知られている。

＊ HIT(heparin induced thrombocytopenia:ヘパリン起因性血小板減少症):ヘ
パリン曝露後に生じる薬剤性血小板減少症のこと。致死的な血栓症を引き起こす可能
性があるため、早期発見と介入が重要な薬物有害事象の1つ

もう少し詳しくみてみよう

薬効薬理
● 凝固因子であるトロンビンを選択的かつ直接的に阻害し、抗凝固作用を示す。

作用発現時間
点滴 即時

作用持続時間
点滴 $t_{1/2}$：39 〜 51 分

（中止後 APTT は 2 時間以内に正常に戻る）

用法用量
γ = μg/kg/ 分

● HIT における血栓症の発症抑制

持続 点滴

初期用量 0.7 γ（体重 50 kg の場合 2.1 mg/ 時）で持続投与する。
維持用量は APTT が正常値の 1.5 〜 3 倍になるように調節する。
※ 1 mg/mL 以下の濃度まで希釈する。
※肝機能障害のある患者、または出血リスクのある患者は低用量（0.2
γ：体重 50 kg の場合 0.6 mg/ 時）より開始する。

● 発症後 48 時間以内の脳血栓症急性期

持続 点滴

はじめの 2 日間は 1 日 60 mg を適当量の輸液で希釈し、24 時間かけて持続点滴静注する。その後の 5 日間は 1 回 10 mg を 1 日 2 回、3 時間かけて点滴静注する。

配合変化
● 試料：ノバスタン HI 注
● 規格 pH：5.5 〜 6.8
● pH 変動試験

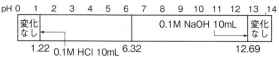

● 主な配合不可薬剤：—

中枢神経

呼吸

循環

血液・凝固

感染

腎臓・電解質

代謝・内分泌

消化管

その他

抗凝固薬

❹⓼ ナファモスタット

代表的商品名 注射用フサン(10 mg、50 mg)

投与経路 持続 点滴 管理区分 劇

写真はナファモスタットメシル酸塩注射用 50mg「日医工」

📍 まずココをおさえよう

この患者に使う

● 体外循環装置(CRRT*など)使用時の血液凝固の防止
● 播種性血管内凝固症候群(DIC)

ここを観察しよう

❶ 出血徴候　　❷ ACT、APTT　　❸ 高カリウム血症

投与時のポイント

● 必ず5%ブドウ糖液もしくは注射用水で溶解した後に**5%ブドウ糖液で希釈**する。
　➡生理食塩液で直接溶解すると塩析(白濁、結晶析出)を起こす場合がある(p.305 参照)。
● 末梢静脈から投与可能だが、血管外漏出時は壊死のリスクがあるため、**なるべく太い静脈を使用**する。

特徴

● ヘパリンと比較して作用時間が短く、効果は主に体外循環回路内に限られるので出血リスクの高い患者に使用しやすい。
● AN69(ポリアクリロニトリル)製の透析膜への吸着性が高いため、効果が減弱する可能性がある。
● 高カリウム血症の報告が多い(静注時)。

* CRRT(continuous renal replacement therapy);持続的腎代替療法

もう少し詳しくみてみよう

薬効薬理

● タンパク分解酵素であるトリプシンなどを阻害する。また、凝固因子であるトロンビンなどを阻害することで抗凝固作用を示す。

作用発現時間

点滴 t_{max}：点滴終了直後

作用持続時間

点滴 $t_{1/2}$：約 23 分

用法用量

● CRRT などの体外循環装置使用時の血液凝固の防止

持続 20 ～ 50 mg/ 時を抗凝固薬注入ラインより持続注入する。

● DIC

点滴 1 日量を 5 ％ブドウ糖液 1000 mL に溶解し、0.06 ～ 0.20 mg/kg/ 時（体重 50 kg の場合、72 ～ 240 mg/ 日）を 24 時間かけて投与する。

配合変化

● 試料：注射用フサン

● 規格 pH：3.5 ～ 4.0

● pH 変動試験

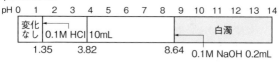

主な配合不可薬剤

シグマート注：白色ゲル状物質（直後）

スルペラゾン静注用：白色懸濁（直後）

セファメジンα注射用：白沈（直後）

ソル・メドロール静注用：白色析出物（直後）

ファンガード点滴用：沈殿析出（直後）

ラシックス注：白色懸濁（直後）

その他

● DIC 治療の基本は原疾患の治療である。日本版敗血症診療ガイドライン 2020 では「標準治療としては行わないことを弱く推奨する」[1] と記載されている。

中枢神経

呼吸

循環

血液・凝固

感染

腎臓・電解質

代謝・内分泌

消化管

その他

止血薬・抗凝固拮抗薬

使用のポイント

● 「出血を止める薬」である止血薬として代表されるのがトラネキサム酸(トランサミン)である。カルバゾクロムスルホン酸ナトリウム(アドナ)は使用される機会は多いが止血効果に対するエビデンスは明らかになっていないのが現状である。

● 抗凝固薬を使用している患者の出血や手術などで、**緊急で抗凝固薬の作用を失活させる必要がある場合は拮抗薬を使用する。**ワルファリンの拮抗薬にはプロトロンビン複合体濃縮製剤やビタミン K_2、ヘパリンの拮抗薬にはプロタミン硫酸塩がある。直接経口抗凝固薬(DOAC)に対して唯一ダビガトランの拮抗薬であるイダルシズマブが上市されている。

● 拮抗薬を使用する場合は抗凝固薬の種類や最終服用時間などに注意して使用する。

● 止血後や手術・処置後は抗凝固薬の再開を検討することも重要である。

抗凝固薬と拮抗薬

抗凝固薬	拮抗薬
ワルファリン(ワーファリン)	乾燥濃縮人プロトロンビン複合体(ケイセントラ) ビタミン K_2(ケイツー)
ヘパリンナトリウム	プロタミン硫酸塩
ダビガトラン(プラザキサ)	イダルシズマブ(プリズバインド)

ワルファリン過量投与時の対処法

出血	PT-INR	対処法
あり	数値にかかわらない	● ワルファリン中止 ● 10 mg のビタミン K を緩徐に静注する ● 緊急を要する場合はプロトロンビン複合体(PCC)または新鮮凍結血漿(FFP)を投与する
なし	> 9.0	● ワルファリン中止 ● 2.5〜5 mg のビタミン K を経口投与する。必要に応じてビタミン K を追加投与 ● PT-INR < 3.0 となればワルファリンを減量して再開する
なし	5.0〜9.0	● ワルファリンを1〜2回休薬し、減量して再開するまたは ● 1回分休薬し、ビタミン K を1〜2.5 mg 経口投与する
なし	< 5.0	● ワルファリンを減量するまたは ● 1回分休薬後に減量して再開するまたは ● PT-INR の延長が軽度であれば減量しない

下記2文献をもとに作成

1) Singer DE, Albers GW, Dalen JE, et al. Antithrombotic therapy in atrial fibrillation: the Seventh ACCP Conference on Antithrombotic and Thrombolytic Therapy. *Chest* 2004; 126 (3 Suppl): 429S.

2) Ansell J, Hirsh J, Hylek E, et al. Pharmacology and management of the vitamin K antagonists: American College of Chest Physicians Evidence-Based Clinical Practice Guidelines (8th Edition). *Chest* 2008; 133 (6 Suppl): 160S.

中枢神経

呼吸

循環

血液・凝固

感染

腎臓・電解質

代謝・内分泌

消化管

その他

自施設の採用薬

止血薬

㊾ トラネキサム酸

| 代表的商品名 | トランサミン注（1 g/10 mL、250 mg/ 5 mL、250 mg/2.5 mL）＊、トランサミンカプセル |

投与経路 静注 点滴 経口　管理区分 ―

＊製剤写真の例

まずココをおさえよう

この患者に使う

- 術中、術後の出血傾向・異常出血
- 外傷に関連した出血

ここを観察しよう

❶ けいれん

❷ 血栓症

投与時のポイント

- 静脈内注射時は**ゆっくり投与する。**
  - ➡急速投与すると悪心、胸内不快感、心悸亢進、血圧低下などが現れることがある。
- 外傷に関連した出血の場合はできるだけ早期に投与することが望まれる（**受傷後3時間以内**が目標）。

特　徴

- 重度の腎機能障害がある患者、透析患者では、けいれん発作が発現するリスクが上昇する。
- 腎 腎機能に応じた投与量調節が必要。
- 重大出血を伴う外傷患者に対して受傷後3時間以内にトラネキサム酸を投与することは、死亡率などの転帰改善につながることが示された[2, 3]。

🔍 もう少し詳しくみてみよう

薬効薬理

● プラスミンのはたらきを阻止し、抗出血・抗炎症効果を示す。

作用発現時間

静注 t_{max}：投与直後

経口 t_{max}：約2～3時間

作用持続時間

経口 静注 $t_{1/2}$：2～3時間

※腎機能低下患者は延長する。

吸収率と換算

● 45% ● 換算 経口 1000 mg ≒ 静注 500 mg

用法用量

● 術中、術後の出血傾向・異常出血

静注 点滴 1回500～1000 mgを静注または500～2500 mg を点滴静注する。

経口 1日750～2000 mgを3～4回に分けて経口投与する。

● 外傷に関連した出血

点滴 1000 mgを10分間でボーラス投与、その後1000 mgを8 時間かけて持続投与する。

配合変化

● 試料：トラネキサム酸注射液 1000 mg「テバ」

● 規格pH：7.0～8.0

● pH変動試験

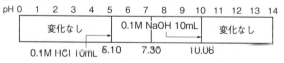

● 主な配合不可薬剤

アタラックス-P注射液：混濁(直後)

オメプラール注用：結晶析出(直後)

ソル・コーテフ注用：沈殿(3時間)

ビソルボン注：白濁(直後)

ペルジピン注射液：白濁(直後)

137

中枢神経

呼吸

循環

血液・凝固

感染

腎臓・電解質

代謝・内分泌

消化管

その他

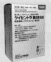

自施設の採用薬

抗凝固拮抗薬

❺⓪ 乾燥濃縮人プロトロンビン複合体(PCC)

代表的商品名 **ケイセントラ静注用**(500 単位 /20 mL、1000 単位 /40 mL)

投与経路 点滴 管理区分 特生物 冷所

📍 まずココをおさえよう

この患者に使う

(ワルファリン投与中の患者における)

● 急性重篤出血時
● 重大な出血が予想される緊急を要する手術・処置の施行前

ここを観察しよう

❶ 血栓塞栓症 **❷** PT-INR の推移 **❸** 貧血

投与時のポイント

● 他の薬剤と混合しない。
● **ビタミン K 製剤(ケイツー N など)の併用**を考慮する。
 ➡ ビタミン K 製剤を併用することで、PT-INR の再上昇を防ぐことができる。
● **注入速度は 3 IU/kg/ 分以下とし、210 IU/ 分を超えないこと。**
● 播種性血管内凝固症候群(DIC)状態の患者には投与禁忌。

特徴

● **即効性がある**(作用発現は 10 分以内)。
● 新鮮凍結血漿(FFP)などの血液製剤に比べて容量負荷が少なく、感染のリスクも低い。
● 止血後は、患者の状態を十分に観察し、血栓塞栓症の発現リスクと出血リスクを考慮したうえで抗凝固薬の再開を検討する。

📍 もう少し詳しくみてみよう

薬効薬理
- ワルファリンの投与により減少した血液凝固第Ⅱ、第Ⅶ、第Ⅸおよび第Ⅹ因子を補充することにより出血傾向を抑制する。

作用発現時間
点滴 10分以内

作用持続時間
点滴 6～8時間

用法用量
点滴

用量はPT-INRの値と体重に基づいて設定。

PT-INR	投与量	
	体重100kg以下	体重100kgを超える
2～<4	25 IU/kg	2500 IU
4～6	35 IU/kg	3500 IU
>6	50 IU/kg	5000 IU

※注入速度は3 IU/kg/分以下とし、210 IU/分を超えないこと。
（臨床試験において検討されていないため）

配合変化
- **試料**：ケイセントラ静注用
- **規格pH**：6.5～7.5
- **主な配合不可薬剤**
  ※他の製剤との混合を避けること。

その他
- プロトロンビン製剤のみ単独で投与した場合、PT-INRは12～24時間後に再上昇するが、ビタミンKを併用すると肝臓での凝固因子の合成が加わりPT-INRの再上昇を防ぐことができる[4]。
- 直接経口抗凝固薬（DOAC）に対する拮抗薬ではない。あくまで適用はワルファリンに対する拮抗のみである。

中枢神経

呼吸

循環

血液・凝固

感染

腎臓・電解質

代謝・内分泌

消化管

その他

抗凝固拮抗薬

❺❶ メナテトレノン （ビタミン K₂）

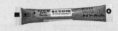

自施設の採用薬

代表的商品名 ケイツー N 静注(10 mg/ 2mL)、
ケイツーカプセル、ケイツーシロップ

投与経路 静注 点滴 経口 管理区分 －

＊製剤写真の例

📍 まずココをおさえよう

この患者に使う

- PT-INR が過延長し、出血を起こしている場合
- ビタミン K 欠乏

ここを観察しよう

❶ PT-INR
❷ ショック

投与時のポイント

- 静注する場合は**緩徐に投与**する。
  ➡ **急速静注でショックを起こす場合**がある。
- 点滴静注で長時間かけて投与する場合は、本剤の光分解を防ぐため遮光カバーを用いて投与する。
- 点滴静注する場合は、DEHP フリーの輸液セットを用いて投与する(p.301 参照)。

特 徴

- **作用発現までに時間がかかる**(約3時間)。
- ワルファリンの拮抗薬として使用した際は、一時的に凝固能が戻った場合でも引き続き凝固能検査を実施する。
  ➡ ワルファリンの作用がリバウンドを起こすことがある。

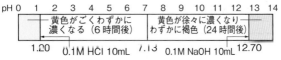 もう少し詳しくみてみよう

薬効薬理

● ビタミン K_2 は血液凝固因子（プロトロンビン、Ⅶ、Ⅸ、Ⅹ）の肝合成を促進し、生体の止血機構を賦活して生理的に止血作用を発現する。

作用発現時間　　　作用持続時間

静注 3 時間以降　　静注 数日〜2 週間

吸収率と換算

● 19%　● 換算 経口 45 mg ＝ 静注 10 mg

用法用量

静注 点滴

1 回 10 〜 20 mg を**ゆっくり静注**する。

経口

40 mg を 2 回に分けて食後に経口投与するが、症状、血液凝固能検査結果に応じて適宜増減する。

※ワルファリンの拮抗薬として使用する場合は、添付文書上の用法
　用量とガイドラインでの推奨用量は異なる（p.135 参照）。

配合変化

● 試料：ケイツー N 静注
● 規格 pH：6.0 〜 8.0
● pH 変動試験

pH 0　1　2　3　4　5　6　7　8　9　10　11　12　13　14

| 黄色がごくわずかに濃くなる（6 時間後） | 黄色が徐々に濃くなりわずかに褐色（24 時間後） |

1.20　　0.1M HCl 10mL　　7.13　　0.1M NaOH 10mL　　12.70

● 主な配合不可薬剤

低分子デキストラン L 注：白濁（直後）

低分子デキストラン糖注：原則配合禁忌（粒子径が変化する可能性）

ノーベルバール静注用：淡黄白色懸濁（直後）

ファンガード点滴用：沈殿析出（直後）

ヘスパンダー輸液：白濁（直後）

※点滴静注する場合は DEHP フリーの輸液セットを用いて投与する。

‑‑‑‑‑‑ 自施設の採用薬 ‑‑‑‑‑‑

抗凝固拮抗薬

❺❷ プロタミン

代表的商品名 プロタミン硫酸塩静注(100 mg/10 mL)

投与経路 静注 点滴 管理区分 －

📍 まずココをおさえよう

この患者に使う

● ヘパリンの作用を拮抗する必要がある場合(出血、緊急手術前など)

ここを観察しよう

❶ 呼吸困難　　❷ 血圧低下
❸ 徐脈　　　　❹ APTT

投与時のポイント

● **10分間以上をかけてゆっくり静脈内投与**する。
　➡急速投与により呼吸困難、血圧低下、徐脈などの症状が現れることがある。

特 徴

● ヘパリンが投与されていない状態では抗凝固作用を示す(ヘパリンの約1/100の強さ)。
● 中和後に再びヘパリンの作用が出現することがある(ヘパリンリバウンド)。
● 過去に投与歴のある患者やプロタミン含有インスリン製剤の投与歴のある患者はプロタミンに曝露されている可能性があり、ショック、アナフィラキシーを起こしやすいため慎重に投与する。

📍 もう少し詳しくみてみよう

薬効薬理

● ヘパリン存在下でヘパリン - アンチトロンビンⅢ複合体の結合を解離して抗凝固活性のない安定複合体ヘパリン - プロタミンを形成する。

作用発現時間

静注 約5分

作用持続時間

静注 $t_{1/2}$：約7分

用法用量

静注 点滴

ヘパリン1000単位に対して、本剤10〜15 mgを生理食塩液または5％ブドウ糖液100〜200 mLに希釈し、10分以上かけてゆっくり静注する。

※1回につき50 mg（5 mL）を超えない。

配合変化

● 試料：プロタミン硫酸塩静注100 mg「モチダ」

● 規格pH：5.0〜7.0

● 主な配合不可薬剤：−

その他

● ヘパリンの効果持続時間は短いため、致死的な出血など緊急時のみの使用にとどめる。

● 未分画ヘパリンに対する中和効果は十分であるが、低分子ヘパリンに対する中和効果は不十分、フォンダパリヌクスに対する中和効果はない。

プロタミンによるヘパリン作用の中和

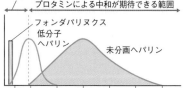

プロタミンによる
中和が期待できない範囲

プロタミンによる中和が期待できる範囲

フォンダパリヌクス
低分子
ヘパリン

未分画ヘパリン

2000 5000　10000　15000　20000　25000　30000　分子量

日本麻酔科学会：麻酔薬および麻酔関連薬使用ガイドライン第3版．2012：666．より引用

未分画ヘパリン：ヘパリンナトリウム、ヘパリンカルシウム
低分子ヘパリン：エノキサパリン（クレキサン）、ダルテパリン（フラグミン）

中枢神経

呼吸

循環

血液・凝固

感染

腎臓・電解質

代謝・内分泌

消化管

その他

文献

1) 日本集中治療医学会・日本救急医学会合同 日本版敗血症診療ガイドライン 2020 特別委員会：日本版敗血症診療ガイドライン2020. 日本集中治療医学会雑誌 2021；28（Suppl）：S23-S25, S284-285.

2) CRASH-2 trial collaborators. Effects of tranexamic acid on death, vascular occlusive events, and blood transfusion in trauma patients with significant haemorrhage（CRASH-2）: a randomised, placebo-controlled trial. *Lancet* 2010; 376: 23-32.

3) CRASH-3 trial collaborators. Effects of tranexamic acid on death, disability, vascular occlusive events and other morbidities in patients with acute traumatic brain injury（CRASH-3）: a randomised, placebo-controlled trial. *Lancet* 2019; 394: 1713-1723.

4) Yasaka M, Sakata T, Minematsu K, et al. Correction of INR by prothrombin complex concentrate and vitamin K in patients with warfarin related hemorrhagic complication. *Thromb Res* 2002; 108: 25-30.

5) 各種添付文書・インタビューフォーム

6) 日本循環器学会，日本冠疾患学会，日本冠動脈外科学会，他：安定冠動脈疾患の血行再建ガイドライン（2018年改訂版）. 2019.
https://www.j-circ.or.jp/old/guideline/pdf/JCS2018_nakamura_yaku.pdf（2021.6.1アクセス）

7) 日本循環器学会，日本不整脈心電学会，日本小児循環器学会，他：2020年改訂版 不整脈薬物治療ガイドライン. 2020.
https://www.j-circ.or.jp/cms/wp-content/uploads/2020/01/JCS2020_Ono.pdf（2021.6.1アクセス）

8) 日本循環器学会，日本医学放射線学会，日本胸部外科学会，他：肺血栓塞栓症および深部静脈血栓症の診断，治療，予防に関するガイドライン（2017年改訂版）2018.
https://j-circ.or.jp/old/guideline/pdf/JCS2017_ito_h.pdf（2021.6.1アクセス）

5

感　染

中枢神経

呼吸

循環

血液・凝固

感染

腎臓・電解質

代謝・内分泌

消化管

その他

抗菌薬

ペニシリン系抗菌薬／セフェム系抗菌薬／カルバペネム系抗菌薬／抗MRSA薬／*Clostridioides*（*Clostridium*）*difficile*治療薬

- 救急外来や集中治療室では、感染症を疑ったときや周術期の予防などで抗菌薬や抗真菌薬などの抗微生物薬を開始する機会は多い。特に敗血症などの重症患者においては、ドレナージや手術、カテーテル抜去などの原因除去（ソースコントロール）、適切な輸液などによる循環蘇生と並び、抗微生物薬は感染症治療で重要な役割を果たしている。
- 抗微生物薬は大きく抗菌薬、抗真菌薬、抗ウイルス薬に分類される。普段よく耳にする「抗生物質」と「抗菌薬」では定義は異なるが、しばしば同義語として用いられており、臨床上も厳密に分類する必要性はない。

抗微生物薬の分類

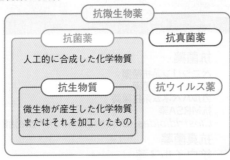

抗微生物薬

抗菌薬

人工的に合成した化学物質

抗生物質

微生物が産生した化学物質またはそれを加工したもの

抗真菌薬

抗ウイルス薬

使用のポイント

- 感染症を疑ったら**なるべく早く投与する**(敗血症であれば1時間以内)。

- 感染巣と重症度、患者背景やグラム染色の結果をふまえて、想定しうる原因微生物に有効な抗菌薬を選択する(empiric therapy：経験的治療)。
  ➡広域抗菌薬の選択や、併用療法となる場合が多い。

- **原因微生物と抗菌薬感受性が判明したら、的を絞った最適な抗菌薬へ変更する**(definitive therapy：標的治療)。
  ➡一連の流れを de-escalation という。狭域抗菌薬の選択や単剤療法となることが理想である。

de-escalation のイメージ

経験的治療 empiric therapy

広域抗菌薬・併用療法

de-escalation

治療の流れ

狭域抗菌薬・単剤療法

標的治療 definitive therapy

- **初回(もしくは初日)は最大用量を投与する。**

- 2回目(もしくは2日目)以降は排泄臓器の機能(主に腎機能)に応じて投与量調節を行う。

- 投与方法によって効果が変わる薬剤があるので注意する(PK/PD 理論)。

- 感染管理上問題となる MRSA[*1]、緑膿菌や ESBL 産生菌[*2]などの耐性菌に効果を示す抗菌薬を把握しておく。

抗菌薬

---

*1　MRSA：メチシリン耐性黄色ブドウ球菌
*2　ESBL 産生菌：基質特異性拡張型βラクタマーゼと呼ばれる酵素を産生する菌の総称。ペニシリンを分解するβラクタマーゼであるペニシリナーゼが変異し、より多くの抗菌薬(ペニシリン系、セフェム系)を分解できるようになった多剤耐性菌の一種

147

グラム染色とは

● 細菌を染色液によって染めて分類する方法である。

● 紫色に染まる細菌をグラム陽性（Gram positive）菌、赤色に染まる細菌をグラム陰性（Gram negative）菌といい、形が球状の細菌を球菌（Coccus）、細長いものを桿菌（Rods）と呼び、その組み合わせによって細菌を大まかに推測することができる。

● 培養検査に比べて短い時間で結果が得られ、抗菌薬を選択する際のヒントとなる。

臨床上重要な菌の分類　※イラストはイメージ

	球菌（Coccus）	桿菌（Rods）
グラム陽性菌	**GPC gram positive cocci** ・黄色ブドウ球菌 　（*Staphylococcus aureus*） ・表皮ブドウ球菌 　（*Staphylococcus epidermidis*） ・肺炎球菌 　（*Streptococcus pneumoniae*） ・レンサ球菌属（*Streptococcus* spp.） ・腸球菌 （*Enterococcus faecalis, Enterococcus faecium*）	**GPR gram positive rods** ・コリネバクテリウム属 　（*Corynebacterium* spp.） ・バシラス属（*Bacillus* spp.） ・クロストリディオイデス属 　（*Clostridioides* spp.） ・クロストリジウム属 　（*Clostridium* spp.）
グラム陰性菌	**GNC gram negative cocci** ・髄膜炎菌（*Neisseria meningitidis*）	**GNR gram negative rods** ・緑膿菌（*Pseudomonas aeruginosa*） ・肺炎桿菌（*Klebsiella pneumoniae*） ・大腸菌（*Escherichia coli*） ・アシネトバクター属 　（*Acinetobacter* spp.） ・ステノトロフォモナス属 　（*Stenotrophomonas* spp.） ・バクテロイデス属（*Bacteroides* spp.）

PK/PD 理論

● 薬物動態(PK)と薬力学(PD)を組み合わせることにより、最大限の効果を得るため、または副作用を軽減するための用法用量を設定することが可能となる。
● 抗菌薬には %T>MIC、Cpeak/MIC、AUC/MIC の３つの PK/PD 指標がある。

抗菌薬 PK/PD 指標

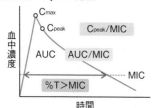

MIC：最小発育阻止濃度

Cmax：最高血中濃度(投与終了直後の濃度)

Cpeak：血中濃度と組織が平衡状態になったときの濃度

AUC：血中濃度 - 時間曲線下面積

PK/PD 指標	%T > MIC	Cpeak/MIC	AUC/MIC
	血中濃度が MIC を超えている時間の割合	ピーク濃度と MIC の比	AUC と MIC の比
推奨投与方法	・投与回数を増やす ・点滴時間を長くする	・1回投与量を増やす ・点滴時間を短くする	・1日総投与量を増やす
代表的薬剤	ペニシリン系 セフェム系 カルバペネム系	アミノグリコシド系 フルオロキノロン系	フルオロキノロン系 テトラサイクリン系 バンコマイシン リネゾリド ダプトマイシン

抗菌薬アレルギー

● 事前に抗菌薬によるアレルギー歴の有無を確認しておくことが大切である。投与時に起こるアレルギーは即時型(Ⅰ型)であるため、特に投与開始直後は注意深く観察する必要がある。
● 皮疹などのアレルギーは遅発型(Ⅳ型)が多く、１～２週間後に現れることが多い。投与後も毎日全身の皮膚症状を確認することも観察ポイントである。

抗微生物薬腎機能別投与量

一般名	CCR ～60		50	40	30	20
アンピシリン/スルバクタム	3 g 6時間ごと		3 g 8～12時間ごと			
ピペラシリン/タゾバクタム（抗緑膿菌用量）	4.5 g 6時間ごと			3.375 g 6時間ごと		
ピペラシリン/タゾバクタム	3.375 g 6時間ごと			2.25 g 6時間ごと		
セファゾリン	1～2 g 8時間ごと		1～2 g 12時間ごと			
セフメタゾール	1～2 g 12時間ごと	1 g 24時間ごと				
セフトリアキソン	一般感染症：1～2 g 24時間ごと　髄膜炎：2 g 12時間ごと					
セフェピム（発熱性好中球減少症）	2 g 8時間ごと	2 g 12時間ごと				
セフェピム	2 g 12時間ごと	2 g 24時間ごと				
メロペネム	1 g 8時間ごと		1 g 12時間ごと			
バンコマイシン	初回20～30 mg/kg その後15～20 mg/kg 12時間ごと		初回 20～30 mg/kg その後 15～20 mg/kg 24時間ごと			
ダプトマイシン	4～6 mg/kg 24時間ごと					
リネゾリド	600 mg 12時間ごと					
メトロニダゾール	500 mg 6～8時間ごと					
フルコナゾール	100～400 mg 24時間ごと		50～200 mg 24時間ごと			
ミカファンギン	100 mg 24時間ごと					
アムホテリシンBリポソーム製剤	3～5 mg/kg/日 24時間ごと					
オセルタミビル	1回75 mg 12時間ごと	30 mg 12時間ごと			30 mg 24時間ごと	
ペラミビル	600 mg 24時間ごと		200 mg 24時間ごと		100 mg 24時間ごと	
アシクロビル	5～12.5 mg/kg 8時間ごと		5～12.5 mg/kg 12～24時間ごと			

文献　1）Gilbert DN, Chambers HF, Saag MS, 他編, 菊池賢, 橋本正良日本語版監修：日本語版サンフォード感染症治療ガイド2020（第50版）, ライフサイエンス出版, 東京, 2020.

10　　　　　0		血液透析	SLED	CRRT	文献
3g 24時間ごと		3g 24時間ごと（透析日は透析後）	3g 12時間ごと	3g 12時間ごと	1
2.25g 6時間ごと		2.25g 8時間ごと + 透析後に0.75g追加	データなし	3.375g 6時間ごと	1
2.25g 8時間ごと		2.25g 12時間ごと + 透析後に0.75g追加	データなし	2.25g 6時間ごと	1
1～2g 24時間ごと		1～2g 24時間ごと + 透析後に0.5～1g追加	データなし	1～2g 12時間ごと	1
	1g 24～48時間ごと	1g 24時間ごと（透析日は透析後）	データなし	データなし	2
		同じ	同じ	同じ	1
2g 24時間ごと	1g 24時間ごと	1g 24時間ごと（透析日は透析後）	データなし	2g 24時間ごと	1
1g 24時間ごと	0.5g 24時間ごと	1g その後0.5g 24時間ごと（透析日は透析後）	データなし	データなし	1
0.5g 12時間ごと	0.5g 24時間ごと	0.5g 24時間ごと（透析日は透析後）	0.5g 8時間ごと	1g 12時間ごと	1
初回20～30mg/kg その後 15～20mg/kg 48時間ごと		初回20～30mg/kg 次の透析まで1日：透析後に15mg/kg 次の透析まで2日：透析後に25mg/kg 次の透析まで3日：透析後に35mg/kg	データなし	初回20～30mg/kg その後10～15mg/kg 24～48時間ごと	1
6mg/kg 48時間ごと		6mg/kg 48時間ごと（透析日は透析後）	データなし	6mg/kg 24時間ごと	1
		同じ	同じ	同じ	1
	500mg 8～12時間ごと	500mg 8～12時間ごと	データなし	データなし	2
		100～400mg 24時間ごと（透析日は透析後）	データなし	200～400mg 24時間ごと	1
		同じ	同じ	100～150mg 24時間ごと	1
		同じ	同じ	同じ	1
	データなし	透析後のみ 30mg	データなし	データなし	1
	100mg その後15mg 24時間ごと	100mg その後、透析2時間後に100mg	データなし	データなし	1
	2.5～6.25mg/kg 12時間ごと	2.5～6.25mg/kg 24時間ごと（透析日は透析後）	データなし	5～10mg/kg 24時間ごと	1

抗菌薬

2）日本腎臓病薬物療法学会腎機能別薬剤投与方法一覧作成委員会編：腎機能別薬剤投与量
POCKETBOOK 第3版．じほう，東京，2020．

中枢神経

呼吸

循環

血液・凝固

感染

腎臓・電解質

代謝・内分泌

消化管

その他

ペニシリン系抗菌薬

使用のポイント

● グラム陽性菌に強い活性を示す。グラム陰性菌スペクトルを広げた広域ペニシリンやβラクタマーゼ阻害薬*を配合することで、より安定した抗菌活性を獲得した抗菌薬などがある。

● 有効な血中濃度が維持される時間が長いほど効果を示す**時間依存性の薬剤**であるが、半減期が短いものが多いため、**1日3〜6回程度の複数回投与が必要**となる場合がある。

● 静注可能な薬剤も多いが、理論的には点滴静注でゆっくり投与するほうがより有効であり推奨される。また、髄液への移行性は良好である。

＊ βラクタマーゼ阻害薬：細菌が産生する抗菌薬を分解する酵素（ペニシリナーゼなど）を阻害し抗菌薬の活性を高めることができる。

ペニシリン系抗菌薬の抗菌スペクトル

系統	薬剤	グラム陽性球菌			グラム陰性桿菌			
		腸球菌 (*E.faecalis*)	黄色 ブドウ 球菌 (MSSA)	連鎖球菌 肺炎球菌	腸内細菌科 細菌		緑膿菌	偏性嫌気 (バクテロ イデス属)
					PEK[1]	Non- PEK[2]		
天然 ペニシ リン	ベンジルペニ シリン (PCG)	⟷		⟷				
アミノ ペニシ リン	アンピシリン (ABPC)			⟷	PE のみ[3]			
抗緑膿菌 活性 ペニシリン	ピペラシリン (PIPC)			⟷				
β-ラクタ マーゼ阻 害剤配合 薬	アンピシリン / スルバクタム (ABPC/SBT)	⟷						
	ピペラシリン / タゾバクタム (PIPC/TAZ)							⟷

1) PEK : *Proteus mirabilis*、大腸菌(*Escherichia coli*)、*Klebsiella* spp. の略称
2) Non-PEK : PEK 以外の腸内細菌科細菌のこと。*Enterogacter* spp.、*Serratia* spp.、
   Citrobacter spp.、*Providencia* spp.、*Morganella* spp. など
3) 大腸菌は耐性であることが多い。*Proteus mirabilis* には感性

日本化学療法学会抗菌化学療法認定医認定制度審議委員会編:抗菌薬適正使用生涯教育テ
キスト第3版. 日本化学療法学会, 2020 : 97. より改変して転載

βラクタマーゼとは

- 微生物が産生するβラクタ
  ム環を分解してβラクタム
  系抗菌薬の効力を失活させ
  る酵素のこと。

- βラクタマーゼ阻害薬を配
  合すると、βラクタマーゼ
  を阻害して抗菌薬の失活を
  防ぐことで抗菌スペクトル
  が広くなる。

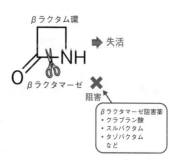

βラクタム環

➡ 失活

βラクタマーゼ

✖ 阻害

βラクタマーゼ阻害薬
・クラブラン酸
・スルバクタム
・タゾバクタム
など

------ 自施設の採用薬 ------

ペニシリン系抗菌薬

❺❸ アンピシリン(ABPC) / スルバクタム(SBT)

代表的商品名 ユナシン -S 静注用(0.75 g、1.5 g、3 g)*、ユナシン -S キット静注用(1.5 g、3 g)、スルバシリン静注用(0.75 g、1.5 g、3 g)、ユナスピン静注用(0.75 g、1.5 g、3 g)

投与経路 静注 点滴 管理区分 ―

*製剤写真の例

📍 まずココをおさえよう

この患者に使う

- グラム陽性菌やグラム陰性菌、嫌気性菌感染症
- 下部消化管の感染症

 （MRSA×、緑膿菌×、ESBL 産生菌×、嫌気性菌○）

ここを観察しよう

❶ アレルギー　　❷ 下痢　　❸ 血管痛・血管炎

投与時のポイント

- 末梢から高濃度で投与すると**血管炎や血管痛**を起こす可能性がある。
- **1日複数回に分割して投与する**とより効果的である（PK/PD 理論）。

特　徴

- 腎 腎機能に応じた投与量調節が必要。
- アンピシリンにβラクタマーゼ阻害薬のスルバクタムを配合することで、MSSA や嫌気性菌までスペクトルが広がった。
- 伝染性単核球症の患者に投与すると湿疹などのアレルギー症状リスクが高まる。

🔍 もう少し詳しくみてみよう

薬効薬理
● 細菌の細胞壁合成を阻害し抗菌作用を示す。スルバクタムがβ-ラクタマーゼを不活化し、アンピシリンが加水分解されることを防ぎ、アンピシリン耐性菌にも抗菌力を示す。

作用発現時間
静注 t_{max}：点滴終了直後

作用持続時間
静注 $t_{1/2}$：1～1.4時間
（アンピシリンとして）
※腎機能低下時は延長する。

用法用量
静注 点滴

1回3gを6時間ごとに静注または点滴静注する。
※腎機能低下患者は p.150「抗微生物薬腎機能別投与量」を参照

配合変化
● 試料：スルバシリン静注用
● 規格pH：8.0～10.0
● pH変動試験

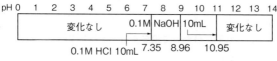

pH 0 1 2 3 4 5 6 7 8 9 10 11 12 13 14

変化なし　　　　0.1M NaOH 10mL　変化なし

0.1M HCl 10mL　7.35　8.96　10.95

● 主な配合不可薬剤
注射用エフオーワイ500：白濁(直後)
ネオフィリン注：わずかに白濁(3時間)
ファンギゾン注射用：黄濁(3時間)
ペルサンチン静注：黄緑色微粒子(直後)、黄緑色沈殿(3時間)
ペルジピン注射液：白濁(直後)

中枢神経

呼吸

循環

血液・凝固

感染

腎臓・電解質

代謝・内分泌

消化管

その他

自施設の採用薬

ペニシリン系抗菌薬

ピペラシリン(PIPC) / タゾバクタム(TAZ)

❺❹

代表的商品名 ゾシン静注用(2.25 g、4.5 g)、
ゾシン配合点滴静注用バッグ(4.5 g/100 mL)

投与経路 静注 点滴 管理区分 ー

写真はタゾピペ配合静注用4.5「ニプロ」

まずココをおさえよう

この患者に使う
- 緑膿菌や嫌気性菌が原因として考えられる感染症
  （MRSA×、**緑膿菌**〇、ESBL 産生菌△、**嫌気性菌**〇）

ここを観察しよう
❶ アレルギー
❷ 下痢

投与時のポイント
- **1日複数回に分割して投与する**とより効果的である(PK/PD 理論)。
- **点滴時間を延長(4時間投与)**することでより効果的である可能性がある。

特徴
- 腎 腎機能に応じた投与量調節が必要。
- ピペラシリンに β ラクタマーゼ阻害薬のタゾバクタムを配合することで、MSSA や嫌気性菌などスペクトルが広がった。
- ESBL 産生菌に対しての有効性に関しては現時点では賛否両論がある。
- バンコマイシン併用時は腎機能障害のリスクが上昇する可能性がある。

もう少し詳しくみてみよう

薬効薬理

● 細菌の細胞壁合成を阻害し、抗菌作用を示す。タゾバクタムがペニシリナーゼ、セファロスポリナーゼおよび ESBL を不活化し、ピペラシリンが加水分解されることを防ぎ、ピペラシリン耐性菌にも抗菌力を示す。

作用発現時間

静注 t_{max}：点滴終了直後

作用持続時間

静注 $t_{1/2}$：0.8 ～ 0.9 時間
（ピペラシリンとして）
※腎機能低下時は延長する。

用法用量

静注 点滴

● 抗緑膿菌用量

1 回 4.5 g を 6 時間ごとに静注または点滴静注する。

● 一般細菌用量

1 回 3.375 g を 6 時間ごとに静注または点滴静注する。

※腎機能低下患者は p.150「抗微生物薬腎機能別投与量」を参照

配合変化

● 試料：ゾシン静注用 4.5 g/ 生食 100 mL
● 規格 pH：5.0 ～ 5.6
● pH 変動試験

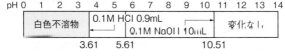

| pH 0 | 1 | 2 | 3 | 4 | 5 | 6 | 7 | 8 | 9 | 10 | 11 | 12 | 13 | 14 |

白色不溶物　　0.1M HCl 0.9mL　　　　　　　　　　　　変化なし
　　　　　　　0.1M NaOH 10mL
　　　　3.61　　5.61　　　　　　　　　　　10.51

● 主な配合不可薬剤

イトリゾール注 1％：白色不透明(直後)
献血ヴェノグロブリンIH 5％ 静注：僅青な白色半透明(1 時間)
カンサイダス点滴静注用：僅黄な白色不透明(3 時間)
クラビット点滴静注バッグ：白色結晶(3 時間)
ソル・コーテフ注射用：沈殿(3 時間)
ロセフィン静注用：微黄色澄明(3 時間)

中枢神経

呼吸

循環

血液・凝固

感染

腎臓・電解質

代謝・内分泌

消化管

その他

セフェム系抗菌薬

使用のポイント

● 第1〜4世代に分類される。世代によって守備範囲（抗菌スペクトル）が違うと考えるとよい。

● 第3世代までは世代が進むにつれて、グラム陽性菌からグラム陰性菌への活性が高くなるが、グラム陽性菌への効果が弱くなる（活性が低下する）。

● 第4世代ではグラム陽性菌、グラム陰性菌ともに強い活性が保たれている。

● 第1〜2世代までは中枢への移行性が悪いため髄膜炎には使用しづらいが、第3〜4世代は中枢への移行性は良好である。また、セフェム系すべての薬剤で腸球菌には活性はないことが特徴である。

● ペニシリン系同様、有効な血中濃度が維持される時間が長いほど効果を示す**時間依存性**の薬剤であり、**1日複数回投与が推奨される**。理論的には点滴静注で時間をかけて投与するほうがより推奨される。

セフェム系抗菌薬の抗菌スペクトル

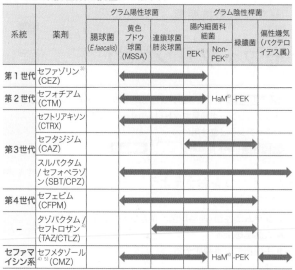

系統	薬剤	グラム陽性球菌			グラム陰性桿菌			
		腸球菌 (*E.faecalis*)	黄色 ブドウ 球菌 (MSSA)	連鎖球菌 肺炎球菌	腸内細菌科 細菌 PEK[1]	Non- PEK[2]	緑膿菌	偏性嫌気 (バクテロ イデス属)
第1世代	セファゾリン[3] (CEZ)		←————————————→					
第2世代	セフォチアム (CTM)		←————————————→ HaM[6] -PEK					
第3世代	セフトリアキソン (CTRX)		←————————————————→					
	セフタジジム (CAZ)			←————————→			←→	
	スルバクタム /セフォペラゾ ン(SBT/CPZ)		←————————————→					
第4世代	セフェピム (CFPM)		←————————————————→					
―	タゾバクタム / セフトロザン[4] (TAZ/CTLZ)			←————————→			←→	
セファマ イシン系[4][5]	セフメタゾール (CMZ)		←————————————→ HaM[6] -PEK					←→

セフェム系抗菌薬

1) PEK：*Proteus mirabilis*、大腸菌（*Escherichia coli*）、*Klebsiella* spp. の略称
2) Non-PEK：PEK 以外の腸内細菌科細菌のこと。*Enterobacter* spp.、*Serratia* spp.、
Citrobacter spp.、*Providencia* spp.、*Morganella* spp. など
3) ペニシリン感受性であっても肺炎球菌感染症の治療には使用しない
4) ESBL 産生の腸内細菌にも抗菌活性を有する
5) バクテロイデスには耐性化が増加している
6) HaM：*Haemophilus influenza* と *Moraxella catarrhalis* の略称

日本化学療法学会抗菌化学療法認定医認定制度審議委員会編・抗菌薬適正使用生涯教育テ
キスト第3版, 日本化学療法学会, 2020：109. より改変して転載

- - - - - - - - - - - - 自施設の採用薬 - - - -

セフェム系抗菌薬

55 セファゾリン(CEZ)

代表的商品名 セファメジンα注射用(0.25 g、0.5 g、1 g、2 g)*、
セファメジンα点滴用キット(1 g/100 mL、2 g/100 mL)、
セファメジンα筋注用(0.25 g、0.5 g)

投与経路 静注 点滴 筋注 　管理区分 —

*製剤写真の例

♥ まずココをおさえよう

この患者に使う

● グラム陽性菌(連鎖球菌、黄色ブドウ球菌)感染症

● 大腸菌感染症

● 手術部位の感染症予防

 (MRSA×、緑膿菌×、ESBL産生菌×、嫌気性菌×)

ここを観察しよう

❶ アレルギー 　❷ 消化器症状(下痢)

投与時のポイント

● 1日複数回に分割して投与するとより効果的である(PK/PD理論)。

特徴

● 腎 腎機能に応じた投与量調節が必要。

● MSSAに活性があり、手術部位感染予防に頻用される。

● 中枢(髄腔内)には移行しづらい。

 ➡髄膜炎には使用しづらい。

● 経口摂取や点滴でビタミンKを摂取できない患者ではビタミンK欠乏症状が現れることがある(特に高齢者)。

もう少し詳しくみてみよう

薬効薬理
● 細菌の細胞壁合成を阻害し、抗菌作用を示す。

作用発現時間
静注 t_{max}：点滴終了直後

作用持続時間
静注 $t_{1/2}$：1.6 時間

※腎機能低下時は延長する。

用法用量
静注 **点滴** 1回1～2gを8時間ごとに静注または点滴静注する（保険適用は1日5gまで）。

筋注 1回1～2gを8時間ごとに日本薬局方リドカイン注射液（0.5w/v%）約2mLに溶解し、筋肉内に投与する（保険適用は1日5gまで）。

※腎機能低下患者は p.150「抗微生物薬腎機能別投与量」を参照

配合変化
● 試料：セファメジンα注射用2g/ 生食 100 mL
● 規格 pH：4.6 ～ 6.3
● pH 変動試験

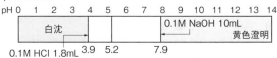

pH 0　1　2　3　4　5　6　7　8　9　10　11　12　13　14

白沈　　　　　　　　　0.1M NaOH 10mL
　　　　　　　　　　　　　　　　　　　黄色澄明

0.1M HCl 1.8mL　3.9　5.2　　　7.9

● 主な配合不可薬剤

アタラックス -P 注射液	白濁（配合時、振り混ぜた後無色澄明）
イメノフール注用	結晶析出（1 時間）
ソル・コーテフ注射用	沈殿（3 時間）
ガスター注射液	白色物質析出（直後）
パム静注	白色結晶（直後）
バンコマイシン塩酸塩静注用	白沈（直後）
ビソルボン注	白沈（直後）
注射用フサン 10	白沈（直後）

中枢神経

呼吸

循環

血液・凝固

感染

腎臓・電解質

代謝・内分泌

消化管

その他

---- 自施設の採用薬 ----

セフェム系抗菌薬

❺❻ セフメタゾール(CMZ)

代表的商品名 セフメタゾン静注用(0.25 g、0.5 g、1 g、2 g)*、セフメタゾン筋注用(0.5 g)、セフメタゾンキット点滴静注用(1 g/100 mL)

投与経路 静注 点滴 筋注 管理区分 ー

*製剤写真の例

🫧 まずココをおさえよう

この患者に使う

● 腸内細菌および嫌気性菌よる腹部骨盤系の感染症
● 腸管手術の手術部位感染予防
  (MRSA×、緑膿菌×、ESBL産生菌△、嫌気性菌○)

ここを観察しよう

❶ アレルギー　　❷ 消化器症状(下痢、悪心)
❸ 頭痛　　　　　❹ 出血傾向

➡経口摂取や点滴でビタミンKを摂取できない患者ではビタミンK欠乏症状が現れることがある(特に高齢者)。

投与時のポイント

● 1日複数回に分割して投与するとより効果的である(PK/PD理論)。

特徴

● 腎 腎機能に応じた投与量調節が必要。
● 嫌気性菌を含めた腸内細菌に活性をもつため、腹腔内の感染症や手術時の感染予防でよく使用される。
● 中枢(髄腔内)には移行しづらい。

➡髄膜炎には使用しづらい。

- ジスルフィラム様作用*があるので、アルコールに弱い患者は頭痛や悪心などの消化器症状に注意。

- ESBL 産生菌に対する有効性に関しては現時点では賛否両論がある。

---

*ジスルフィラム様作用：顔面紅潮、心悸亢進、めまい、頭痛、悪心などの二日酔いのような症状

🔍 もう少し詳しくみてみよう

薬効薬理
- 細菌の細胞壁合成を阻害し、抗菌作用を示す。

作用発現時間	作用持続時間
静注 t_{max}：点滴終了直後	静注 $t_{1/2}$：1.1 時間
	※腎機能低下時は延長する。

用法用量
静注 点滴 1回1〜2gを 12 時間ごとに静注または点滴静注する。

筋注 1回1〜2gを 12 時間ごとに日本薬局方リドカイン注射液（0.5 w/v%）に溶解し、筋肉内に投与する。

※腎機能低下患者は p.150「抗微生物薬腎機能別投与量」を参照

配合変化
- 試料：セフメタゾン静注用
- 規格 pH：4.2 〜 6.2
- pH 変動試験

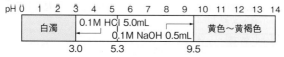

- 主な配合不可薬剤

20% マンニットール注射液：結晶析出

------- 自施設の採用薬 -------

セフェム系抗菌薬

❺❼ セフトリアキソン (CTRX)

代表的商品名 ロセフィン静注用(0.5 g、1 g)、
ロセフィン点滴静注用バッグ(1 g/100 mL)

投与経路 静注 点滴 　管理区分 ー

写真はセフトリアキソンナトリウム静注用1 g「日医工」

📍 まずココをおさえよう

この患者に使う

● グラム陰性菌も広くカバーしたい、市中肺炎・尿路感染・髄膜炎
（MRSA×、緑膿菌×、ESBL 産生菌×、嫌気性菌×）

ここを観察しよう

❶ アレルギー　　❷ 消化器症状（下痢）
❸ 肝障害（胆嚢炎、胆泥、胆石症の発生）

投与時のポイント

● カルシウムイオンを含有する他製剤と同一ルートから投与しない。
⇒難溶性の結晶を形成して結石（腎・尿路、胆石）を起こす可能性がある。

特徴

● 腎機能に応じた用量調節が不要。
● 他のセフェム系抗菌薬と比較して半減期が長いため、1日1〜2回投与が可能。
● 中枢（髄腔内）移行性はよい。
⇒髄膜炎にも使用できる。

もう少し詳しくみてみよう

薬効薬理
- 細菌の細胞壁合成を阻害し、抗菌作用を示す。

作用発現時間
静注 t_{max}：点滴終了直後

作用持続時間
静注 $t_{1/2}$：5〜9時間

用法用量
静注 点滴

- 一般感染症

  1回1〜2gを24時間ごとに静注または点滴静注する。

- 髄膜炎

  1回2gを12時間ごとに静注または点滴静注する。

  ※腎機能による用量調節は不要

配合変化
- 試料：セフトリアキソンNa静注用「サワイ」
- 規格pH：6.0〜8.0
- pH変動試験

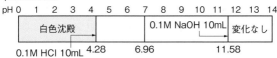

- 主な配合不可薬剤

  大塚塩カル注2％：白色懸濁（直後）

  カルチコール注射液8.5％：沈殿

  ゾシン静注用：微黄色澄明（3時間）

  ソル・コーテフ注射用：沈殿（直後）

  注射用ソル・メルコート：沈殿（1時間）

  ナファモスタット注射用10mg「SW」：淡黄色懸濁（直後）

  ペルジピン注射液：結晶析出（3時間）

※カルシウムを含有する注射剤または輸液との配合により、混濁などの
  変化が認められたとの報告があるので配合しないこと。

自施設の採用薬

セフェム系抗菌薬

❺❽ セフェピム(CFPM)

代表的商品名 注射用マキシピーム(0.5 g、1 g)

投与経路 静注 点滴 管理区分 —

🎯 まずココをおさえよう

この患者に使う

● グラム陽性菌～緑膿菌を含むグラム陰性菌まで幅広くカバーしたい感染症

● 発熱性好中球減少症
（MRSA×、緑膿菌○、ESBL 産生菌×、嫌気性菌×）

ここを観察しよう

❶ アレルギー　❷ 消化器症状(下痢)

❸ セフェピム脳症(けいれん、意識障害)

投与時のポイント

● 1日複数回に分割して投与するとより効果的である(PK/PD 理論)。

● 点滴時間を延長(4時間)することでより効果的である可能性がある。

特 徴

● 腎 腎機能に応じた投与量調節が必要。
➡腎機能低下があるにもかかわらず、高用量で投与された場合にはけいれんや意識障害を生じることがある(セフェピム脳症)。

● グラム陽性菌、グラム陰性菌ともに幅広く活性をもっている。

● 中枢(髄腔内)移行性はよい。

もう少し詳しくみてみよう

薬効薬理

● 細菌の細胞壁合成を阻害し、抗菌作用を示す。

作用発現時間

静注 t_{max}：点滴終了直後

作用持続時間

静注 $t_{1/2}$：1.8 時間

※腎機能低下時は延長する。

用法用量

静注 点滴

● 一般感染症

1回2gを12時間ごとに静注または点滴静注する。

● 発熱性好中球減少症

1回2gを8時間ごとに静注または点滴静注する。

（保険適用は1日4gまで）

※腎機能低下患者は p.150「抗微生物薬腎機能別投与量」を参照

配合変化

● 試料：注射用マキシピーム 1g/ 注射用水 10 mL

● 規格 pH：4.0 〜 6.0

● pH 変動試験

pH 0	1	2	3	4	5	6	7	8	9	10	11	12	13	14

わずかに混濁　0.1M HCl 7.0mL　0.1M NaOH 10mL 変化なし

3.22　4.71　　　　　8.58

● 主な配合不可薬剤

塩酸バンコマイシン点滴静注用：混濁・沈殿（直後）

オメプラール注用：含量低下（直後）

20% マンニットール注射液：結晶析出（1 時間）

ミノマイシン点滴静注用：混濁・沈殿（直後）

その他

● 緑膿菌による肺炎、菌血症患者に対して、点滴時間 30 分と比べて 4 時間に延長した群は、死亡率、ICU 滞在日数を有意に減少した[1]。

カルバペネム系抗菌薬

使用のポイント

● 最もスペクトルの広い抗菌薬であることから重症感染症の初期治療に用いられることが多い。**ESBL 産生菌にも抗菌活性を有する。**

● **乱用による耐性菌の出現が問題**となっている。多くの感染症はカルバペネム系抗菌薬を使用しなくても治療可能なことが多い。原因菌がわかれば、範囲をしぼって（de-escalation）、適材適所の抗菌薬に変更していくことは耐性菌を生まないためにも重要である。

● **カルバペネム系抗菌薬は万能でない**ので、効果のない菌種がいることを念頭に入れておく必要がある。

● ペニシリン系、セフェム系同様、有効な血中濃度が維持される時間が長いほど効果を示す**時間依存性**の薬剤であり、**1日複数回投与が推奨される。**

カルバペネム系抗菌薬が効かない微生物

- カルバペネム耐性腸内細菌科細菌(CRE)
- 腸球菌
- メチシリン耐性黄色ブドウ球菌(MRSA)
- メチシリン耐性コアグラーゼ陰性ブドウ球菌(MRCNS)
- ステノトロフォモナス・マルトフィリア
- マイコプラズマ属
- レジオネラ属
- クラミジア属
- 結核菌
- *Clostridioides*(*Clostridium*) *difficile*
- 真菌
- ウイルス
- リケッチア　など

カルバペネム系抗菌薬

カルバペネム系抗菌薬の抗菌スペクトル

系統	薬剤	グラム陽性球菌			グラム陰性桿菌			
		腸球菌 (*E.faecalis*)	黄色 ブドウ 球菌 (MSSA)	連鎖球菌 肺炎球菌	腸内細菌科 細菌		緑膿菌	偏性嫌気 (バクテロ イデス属)
					PEK[1]	Non-PEK[2]		
カルバペ ネム系	メロペネム (MEPM)		←──────────────────→					

1) PEK：*Proteus mirabilis*、大腸菌(*Escherichia coli*)、*Klebsiella* spp. の略称
2) Non-PEK：PEK 以外の腸内細菌科細菌のこと。*Enterobacter* spp.、*Serratia* spp.、
   Citrobacter spp.、*Providencia* spp.、*Morganella* spp. など

日本化学療法学会抗菌化学療法認定医認定制度審議委員会編：抗菌薬適正使用生涯教育テキスト第3版. 日本化学療法学会, 2020：124. より改変して転載

‑‑‑‑‑‑ 自施設の採用薬 ‑‑‑‑‑‑

カルバペネム系抗菌薬

❺❾ メロペネム(MEPM)

| 代表的商品名 | メロペン点滴用バイアル(0.25 g、0.5 g)、
メロペン点滴用キット(0.5 g/100 mL) |

投与経路 [点滴] 管理区分 ―

写真はメロペネム点滴静注用 0.5g「NP」

📍 まずココをおさえよう

この患者に使う

● 起因菌が未確定な敗血症性ショックなどの重症感染症

● ESBL 産生菌が原因菌の感染症

● 発熱性好中球減少症

　(MRSA×、緑膿菌○、ESBL 産生菌○、嫌気性菌○)

ここを観察しよう

❶ アレルギー　　❷ 消化器症状(下痢)　　❸ けいれん

投与時のポイント

● 1日複数回に分割して投与するとより効果的である(PK/PD 理論)。

● 点滴時間を延長(4時間)することでより効果的である可能性がある。

特 徴

● 腎 腎機能に応じた投与量調節が必要。

● 同種薬のイミペネム / シラスタチン(チエナム)に比べてけいれんリスクは低い。

● 抗てんかん薬のバルプロ酸ナトリウム(デパケン)と併用するとけいれんが誘発される(併用禁忌)。

📍もう少し詳しくみてみよう

薬効薬理
● 細菌の細胞壁合成を阻害し、抗菌作用を示す。

作用発現時間
点滴 t_{max}：点滴終了直後

作用持続時間
点滴 $t_{1/2}$：約１時間
※腎機能低下時は延長する。

用法用量
点滴

● 一般感染症
1回1gを8時間ごとに点滴静注する。

● 髄膜炎
1回2gを8時間ごとに点滴静注する。
※腎機能低下患者は p.150「抗微生物薬腎機能別投与量」を参照

配合変化
● 試料：メロペン点滴用バイアル 0.5 g/100 mL
● 規格 pH：6.7 〜 8.7
● pH 変動試験

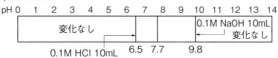

● 主な配合不可薬剤

アミノ酸含有製剤	力価低下 40 〜 70%（１時間）
アラセナ -A 点滴静注用	微黄白沈(直後)
注射用エフオーワイ 500	白濁(直後)
シプロキサン注	白沈(直後)
ペルジピン注射液	白濁(直後)

中枢神経

呼吸

循環

血液・凝固

感染

腎臓・電解質

代謝・内分泌

消化管

その他

抗 MRSA 薬

使用のポイント

● MRSA（メチシリン耐性黄色ブドウ球菌：methicillin re-
sistant *Staphylococcus aureus*）は β ラクタム系抗菌薬
（ペニシリン系、セフェム系、カルバペネム系）に対して耐
性を獲得した黄色ブドウ球菌である。**医療関連感染を起こ
す代表的な菌**であり、院内で分離される耐性菌としては最
も頻度が高い。

● **VCM、TEIC、ABK は薬物血中濃度モニタリング（TDM）
による血中濃度管理・用量調節を行う**ことで効果を保ち、
副作用の発現率を減らすことができる。

● 抗 MRSA 薬は MRSA だけでなく、β ラクタム系抗菌薬
に耐性をもっている腸球菌（主に *Enterococcus faecium*）
やコリネバクテリウム属などにも使用することがある。

抗 MRSA 薬が適応される微生物（保険適用外含む）

● メチシリン耐性黄色ブドウ球菌（MRSA）
● メチシリン耐性コアグラーゼ陰性ブドウ球菌（MRCNS）
● ペニシリン耐性肺炎球菌（PRSP）
● アンピシリン耐性腸球菌（主に *Enterococcus faecium*）
● コリネバクテリウム属
● β ラクタム耐性バシラス属

疾患別 抗MRSA薬の選択（成人）

疾患		第一選択薬	第二選択薬
呼吸器感染症	肺炎、肺膿瘍、膿胸	LZD VCM TEIC	ABK
	気道感染症	TEIC LZD	VCM
菌血症		DAP VCM	ABK TEIC LZD
感染性心内膜炎		DAP VCM	TEIC ABK LZD
皮膚・軟部組織感染症	深在性皮膚感染症、慢性膿皮症	DAP LZD TZD VCM	TEIC ABK
	外傷・熱傷および手術創の二次感染	VCM LZD TZD DAP	TEIC ABK
	びらん・潰瘍の二次感染	DAP TZD VCM LZD	TEIC ABK
骨・関節感染症（化膿性骨髄炎・関節炎）		VCM DAP	LZD TEIC
腹腔内感染症		VCM	TEIC LZD DAP ABK
中枢神経系感染症（髄膜炎）		VCM LZD	TEIC DAP
尿路感染症		VCM	TEIC DAP ABK LZD
好中球減少症患者の経験的治療		VCM	LZD DAP

□ は保険適用を有するもの

日本化学療法学会，日本感染症学会 MRSA感染症の治療ガイドライン作成委員会編：MRSA感染症の治療ガイドライン 2019年改訂版. 2019. より改変して転載
https://www.chemotherapy.or.jp/guideline/guideline_mrsa_2019.pdf（2021.7.30アクセス）
https://www.kansensho.or.jp/uploads/files/guidelines/guideline_mrsa_2019revised-booklet.pdf（2021.7.30アクセス）

VCM：バンコマイシン、TEIC：テイコプラニン、ABK：アルベカシン、LZD：リネゾリド、TZD：テジゾリド、DAP：ダプトマイシン

───── 自施設の採用薬 ─────

抗 MRSA 薬

⑥⓪ バンコマイシン(VCM)

代表的商品名 塩酸バンコマイシン点滴静注用(0.5 g)

投与経路 点滴 管理区分 ─

写真はバンコマイシン点滴静注用 0.5g「トーワ」

まずココをおさえよう

この患者に使う

● MRSA、腸球菌(*Enterococcus faecium*)、コリネバクテリウム属、バシラス属による感染症

ここを観察しよう

❶ アレルギー症状(血圧低下も含む)

❷ 血管炎・静脈炎

❸ 腎機能障害

❹ 下痢

投与時のポイント

● 急速静注禁止。

● 1g あたり 1 時間以上かけて投与する。

  ➡レッドネック症候群(前胸部、頸部の紅潮)が起こるため

  例:1.5 g → 90 分以上かけて投与

● 5mg/mL(0.5 g を 100 mL で溶解)以下の濃度に希釈する。

  ➡血管炎・静脈炎のリスクがあるため

● 水分制限のある場合は最大 10 mg/mL の濃度まで可能だが静脈炎リスクが高くなる。

   特 徴

● 腎 腎機能に応じた投与量調節が必要。

- さまざまな MRSA 感染症において第1選択薬である。
- レッドネック症候群は投与速度を遅くすることで防ぐことができるので、禁忌となるようなアレルギーではない。
- レッドネック症候群は抗ヒスタミン薬の投与で改善する。
- TDM 血中濃度測定が有効である(「その他」参照)。

もう少し詳しくみてみよう

薬効薬理
- ペプチドグリカン前駆体に結合することで細菌の細胞壁合成を阻害し抗菌作用を示す。

作用発現時間
点滴 t_{max}：点滴終了直後

作用持続時間
点滴 $t_{1/2}$：5～6時間
※腎機能低下時は延長する。

用法用量
点滴

初回：25～30 mg/kg

維持量：1回15～20 mg/kgを12時間ごとに点滴静注する。
(腎機能やトラフ値に応じて調節する)
※1gあたり1時間以上かけて投与。
※5 mg/mL(0.5 gを100 mLで溶解)以下の濃度に希釈する。
※腎機能低下患者は p.150「抗微生物薬腎機能別投与量」を参照

配合変化
- 試料：バンコマイシン塩酸塩点滴静注用「MEEK」0.5 g/生食 100 mL
- 規格 pH：2.5～4.5
- pH 変動試験

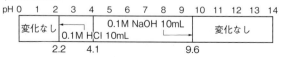

pH 0　1　2　3　4　5　6　7　8　9　10　11　12　13　14

| 変化なし | 0.1M HCl 10mL | 0.1M NaOH 10mL | 変化なし |

2.2　　4.1　　　　　　　　　　　9.6

中枢神経

呼吸

循環

血液・凝固

感染

腎臓・電解質

代謝・内分泌

消化管

その他

● 主な配合不可薬剤

アザクタム注射用	白濁(直後)
サクシゾン注射用	白沈(直後)
セファメジンα注射用	白沈(直後)
ネオフィリン注	白濁(直後)
ファーストシン静注用	微黄色濁り(直後)
ファンガード点滴用	白色の懸濁液(直後)
ヘパリンNa注5千単位/5mL	微白色懸濁(直後)
ペントシリン注射用	白沈(直後)
注射用マキシピーム	微黄色・わずかに濁り(3時間)
モダシン静注用	極微黄色・極微黄白沈(直後)

その他

TDM

目標血中濃度	10〜20 μg/mL (重症例では15〜20 μg/mL)
採血タイミング	トラフ値
中毒発現濃度と 中毒症状	20 μg/mL以上:腎機能障害

● メチシリン感受性黄色ブドウ球菌(MSSA)に対する効果はβラクタム系抗菌薬(ペニシリン系、セフェム系、カルバペネム系)のほうが強い。

● MRSAのMIC* ≧ 2では効果が得られにくい可能性があるので他剤への変更を検討する。

---

* MIC(minimum inhibitory concentration):最小発育阻止濃度:抗菌薬によって培養における微生物の増殖を阻止する最小濃度

豆知識

なぜ血中濃度を測る必要があるの？

「TDM（薬物血中濃度モニタリング）」＝「血中濃度測定」と思っている方も多いかもしれない。厳密には TDM とは血中濃度を測定し、その結果を解析し、患者ごとに適切な投与計画を行うことと定義される。

個体差（年齢、体重、生理機能など）を考慮せずに一律に薬物治療を行った場合、一般的な薬物であれば効果や副作用に注意すれば安全に使用することができるが、バンコマイシンなどの TDM が推奨されている薬物の場合では、ある患者では治療域に入っていたからといって目の前の患者が同じ用量で治療域に入るとは限らない。効果を示す治療域が狭いという特徴をもっているからである。

薬剤師は薬物の投与歴や血中濃度の推移、臓器機能や全身状態などから、個々に適した投与計画を行っており、有効な治療効果を得ることはもちろん、副作用回避にもつながっている。

採血時間や投与時間を間違えると誤った投与計画を立ててしまうことにつながるため、なぜ血中濃度測定が必要かを理解することが大切である。

薬物血中濃度推移のイメージ

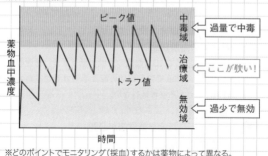

※どのポイントでモニタリング（採血）するかは薬物によって異なる。

------ 自施設の採用薬 ------

抗 MRSA 薬

⓺ダプトマイシン(DAP)

代表的商品名 キュビシン静注用(350 mg)

投与経路 静注 点滴 管理区分 冷所 2～8℃

◉ まずココをおさえよう

この患者に使う

● バンコマイシンが効果的ではない・使用できない MRSA 感染症(特に感染性心内膜炎・敗血症・皮膚軟部組織感染症)

ここを観察しよう

❶ 横紋筋融解症(CPK 上昇)

➡週 1 回以上モニタリングする。

❷ 呼吸(好酸球性肺炎)

➡開始後 2 ～ 4 週間後に発症することが多い。

投与時のポイント

● 静注(10 秒程度の緩徐な投与)が可能。

● ブドウ糖液での溶解禁止。

➡溶解後 2 ～ 4 時間で 10%程度の力価が低下する。急速静注する場合はブドウ糖液での希釈は可能と思われるが、あえてブドウ糖液にこだわる必要性はない。

特徴

● 腎 腎機能に応じた投与量調節が必要。

● 肺炎には使用できない。

➡成分が肺サーファクタントで不活化されるため。

- 左心系感染性心内膜炎は添付文書上では認められていないが、高用量（8 mg/kg 以上）であれば有効である可能性がある。
- 横紋筋融解症（CPK 上昇）は高用量（10 mg/kg 以上）では特に注意。

🔎 もう少し詳しくみてみよう

薬効薬理

- 細菌の細胞膜と結合し、脱分極、ならびに DNA、RNA およびタンパク質の合成阻害により抗菌作用を示す。

作用発現時間

[静注] t_{max}：投与終了直後

作用持続時間

[静注] $t_{1/2}$：7 〜 10 時間

※腎機能低下時は延長する。

用法用量

[静注] [点滴]

- 感染性心内膜炎・敗血症

  1 回 6 〜 10 mg/kg を 24 時間ごとに 30 分かけて点滴静注または緩徐に静注する（保険適用は 6 mg/kg まで）。

- 皮膚軟部組織感染症

  1 回 4 mg/kg を 24 時間ごとに 30 分かけて点滴静注または緩徐に静注する。

  ※腎機能低下患者は p.150「抗微生物薬腎機能別投与量」を参照

配合変化

- 試料：キュビシン静注用
- 規格 pH：4.0 〜 5.0
- 主な配合不可薬剤

  ※ブドウ糖を含む希釈液とは配合不適である。

中枢神経

呼吸

循環

血液・凝固

感染

腎臓・電解質

代謝・内分泌

消化管

その他

------- 自施設の採用薬 -------

抗 MRSA 薬

⑥ リネゾリド（LZD）

代表的商品名 ザイボックス注射液（600 mg/300 mL）*、
ザイボックス錠

投与経路 点滴 経口 管理区分 ─

＊製剤写真の例

📍 まずココをおさえよう

この患者に使う
● MRSA 感染症（特に肺炎・髄膜炎・皮膚軟部組織）
● 腸球菌（*Enterococcus faecium*）感染症

ここを観察しよう
❶ 骨髄抑制（特に血小板数）
➡ 10 〜 14 日以上の投与でリスクが高まる。
　　腎機能低下患者では特に注意を要する。
❷ 血液ガス（乳酸、pH）
➡乳酸アシドーシスを起こすことがある。

投与時のポイント
● 点滴製剤では 1 キット 300 mL の水分負荷になる。
➡水分制限がある場合は錠剤を選択する。
● リファンピシンと併用すると効果が低下する。
● 一部の抗うつ薬と併用するとセロトニン症候群のリスクが
高まる。

特徴
● **100% 吸収される**ので消化管が使用できる場合は錠剤を選
択する。

📍 もう少し詳しくみてみよう

薬効薬理
● 細菌リボソームと結合し、70S 開始複合体の形成を妨げ、細菌のタンパク合成を阻害し、抗菌作用を示す。

作用発現時間
点滴 t_{max}：点滴終了直後
経口 t_{max}：約 1 時間

作用持続時間
点滴 経口 $t_{1/2}$：4〜5 時間

吸収率と換算
● 100%　● 換算 経口 600 mg ＝ 静注 600 mg

用法用量
点滴 経口

1 回 600 mg を 12 時間ごとに 30 分〜2 時間かけて点滴静注する。
(内服も同量)

※腎機能に応じた用量調節は不要。

配合変化
● 試料：リネゾリド点滴静注液 600 mg「日医工」
● 規格 pH：4.4 〜 5.2
● pH 変動試験

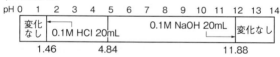

● 主な配合不可薬剤
アレビアチン注：白濁(直後)
セルシン注射液：微黄色微濁・黄色沈殿(直後)
ソル・コーテフ注射用：結晶析出(1 時間)
注射用ソル・メルコート：結晶析出(1 時間)

中枢神経

呼吸

循環

血液・凝固

感染

腎臓・電解質

代謝・内分泌

消化管

その他

Clostridioides (*Clostridium*) *difficile* 治療薬

使用のポイント

● *Clostridioides* (*Clostridium*) *difficile* は**医療関連感染としての原因菌**として最も多くみられる嫌気性菌である。下痢症や偽膜性腸炎などの症状を示し原疾患の治療に苦慮することにもなる。

● 抗菌薬使用により正常な腸内細菌叢が乱されることから発症することが多い。関連が多いとされる抗菌薬にはクリンダマイシン、キノロン系、カルバペネム系、広域セフェム系抗菌薬が挙げられる。また、ヒスタミン2受容体拮抗薬（H2RA）やプロトンポンプ阻害薬（PPI）の使用もリスク因子となることが知られている。

● 治療としては、まず**できる限り原因と考えられる抗菌薬を中止**し、重症度に応じてメトロニダゾールやバンコマイシン散などの抗菌薬投与を行う。

C.difficile 治療のフローチャート

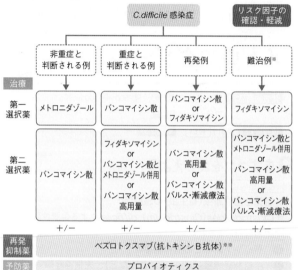

	非重症と 判断される例	重症と 判断される例	再発例	難治例※
第一 選択薬	メトロニダゾール	バンコマイシン散	バンコマイシン散 or フィダキソマイシン	フィダキソマイシン
第二 選択薬	バンコマイシン散	フィダキソマイシン or バンコマイシン散と メトロニダゾール併用 or バンコマイシン散 高用量	バンコマイシン散 高用量 or バンコマイシン散 パルス・漸減療法	バンコマイシン散と メトロニダゾール併用 or バンコマイシン散 高用量 or バンコマイシン散 パルス・漸減療法
	+/−	+/−	+/−	+/−

再発例はリスク因子の確認・軽減 *C.difficile*感染症

再発
抑制薬　ベズロトクスマブ（抗トキシンB抗体）※※

予防薬　プロバイオティクス

※難治例は2回以上の再発を繰り返すもの
※※免疫不全状態・重症CDI・強毒株（リボタイプ027, 078または244）・過去
3回以上の既往歴・その他の理由など

日本化学療法学会・日本感染症学会 CDI 診療ガイドライン作成委員会：*Clostridioides*
（*Clostridium*）*difficile* 感染症診療ガイドライン. 2018：ⅲ. より改変して転載

重症度の判定

非重症	白血球数≦ 15,000/μL および血清クレアチニン< 1.5 mg/dL
重症	白血球数> 15,000/μL および / または血清クレアチニン≧ 1.5 mg/dL
劇症型	低血圧またはショック、イレウス

米国感染症学会ガイドライン 2018 より

中枢神経・呼吸

循環

血液・凝固

感染

腎臓・電解質

代謝・内分泌

消化管

その他

------- 自施設の採用薬 -------

Clostridioides(*Clostridium*) *difficile* 治療薬

❻❸ メトロニダゾール(MNZ)

代表的商品名 アネメトロ点滴静注液(500 mg/100 mL)*、
フラジール内服錠

投与経路 [点滴] [経口] 管理区分 ー

*製剤写真の例

📍 まずココをおさえよう

この患者に使う

● 嫌気性菌や原虫(寄生虫)の感染症

● *Clostridioides*(*Clostridium*) *difficile* による偽膜性腸炎

ここを観察しよう

❶ 悪心や下痢などの消化器症状

❷ 中枢神経障害(脳症、けいれんなど)、末梢神経障害

➡ 10 日を超える長期投与時などは特に注意。

投与時のポイント

● **500 mg あたり 20 分**以上の時間をかけて点滴静注する。

● 錠剤を粉砕して投与する場合は安定性の関係から直前に粉砕する。

特 徴

● 中枢への移行性がよい。

● ジスルフィラム様作用*があり、アルコール摂取により悪心や頭痛などが起こる可能性がある。

● 100% 吸収されるため、消化管が使用できるようであれば錠剤を使用する。

● 腎 腎機能低下患者では活性代謝物が蓄積されるため、減量が必要である。

184

📍 もう少し詳しくみてみよう

薬効薬理
- 菌体またはアメーバ内の酸化還元系によって還元を受け、ニトロソ化合物に変化し、嫌気性菌に対する抗菌作用および抗アメーバ作用を示す。

作用発現時間
点滴 t_{max}：点滴終了直後
経口 t_{max}：約2時間

作用持続時間
$t_{1/2}$：約8時間
（肝不全時は19時間程度まで延長する）

吸収率と換算
- 100%　●換算 経口 500 mg ＝ 点滴 500 mg

用法用量
点滴 経口

1回500 mgを1日3回点滴静注する（内服も同量）。
難治性または重症感染症の場合には1回500 mgを1日4回点滴静注する（内服も同量）。
※点滴静注の場合は500 mgあたり20分以上の時間をかける。
※重度肝不全患者（Child-Pugh分類C）では50%減量する。
※腎機能低下患者はp.150「抗微生物薬腎機能別投与量」を参照

配合変化
- 試料：アネメトロ点滴静注液
- 規格pH：4.5〜6.0
- 主な配合不可薬剤
  イトリゾール注1%：析出（直後）
  ファンギゾン注射用：浮遊物（直後）

---

*ジスルフィラム様作用：顔面潮紅、心悸亢進、めまい、頭痛、悪心などの二日酔いのような症状

自施設の採用薬

Clostridioides（Clostridium）difficile 治療薬

❻❹ バンコマイシン散

| 代表的商品名 | バンコマイシン塩酸塩散(0.5 g) |

| 投与経路 | 経口 | 管理区分 | — |

写真はバンコマイシン塩酸塩散 0.5g「ファイザー」

📍 まずココをおさえよう

この患者に使う

- *Clostridioides（Clostridium）difficile* による感染性腸炎

ここを観察しよう

❶ 腸管病変が重篤かつ腎機能障害を有する患者では「❻⓪バンコマイシン」を参照

投与時のポイント

- 間違って**静脈内投与をしない**。
  ➡静注では腸炎に対しては効果がない。
- 経口投与の場合、**苦味がある**ので単シロップなどで希釈してもよい。

特 徴

- **吸収されない**ことで腸管の殺菌に使用できる。
- 腸管に炎症などがある場合は吸収されるとの報告がある。
  ➡特に腎機能障害がある患者では血中濃度が上昇する可能性があり注意が必要。

もう少し詳しくみてみよう

薬効薬理

● ペプチドグリカン前駆体に結合することで細菌の細胞壁合成を阻害し抗菌作用を示す。

作用発現時間

経口 −(通常吸収されない)

作用持続時間

経口 −(通常吸収されない)

吸収率と換算

● 0％

用法用量

経口

● 軽症〜中等症患者

1回 125 mg を 1日4回経口投与する。

● 重症患者

1回 500 mg を 1日4回経口投与する。

※腎機能による用量調節は不要。

バンコマイシン散の用量の違い 〜費用・効果・リスクの観点から〜

　バンコマイシン散 1瓶の薬価は約 900円である。1日4回 10日間投与した場合、1回 125 mg だと 18,000円、1回 500 mg だと 36,000円となり差額は 18,000円にもなる。ガイドラインによると重症と判断された場合においても、ショック、低血圧、中毒性巨大結腸症、麻痺性イレウスなどの劇症型(超重症例)を除いて1回 125 mg と 1回 500 mg の用量で治療効果に差がないとされている。

　また、通常経口では吸収されることはないが、腸管病変や腎機能障害がある患者に 500 mg/日を超える量で投与した場合には血中濃度が上昇することが報告されている。高用量を投与している際に、腎機能障害などバンコマイシンの副作用が疑われれば血中濃度を確認する必要がある。

　1回 500 mg の高用量投与は劇症型(超重症例)に限定してもいいかもしれない。

中枢神経

呼吸

循環

血液・凝固

感染

腎臓・電解質

代謝・内分泌

消化管

その他

抗真菌薬

使用のポイント

● 集中治療室の患者の多くは、原疾患の強い侵襲により全身の免疫能低下が起きていることが多い。また気管挿管や侵襲的処置、中心静脈カテーテル留置、広域抗菌薬の先行投与などで、感染防御にかかわる物理的機構の破綻や常在細菌叢の撹乱をきたすことで真菌感染症に罹患しやすい状況に陥る。

● 真菌はカンジダ属、アスペルギルス属、クリプトコックス属、接合菌に分類されるが、救急・集中治療領域で問題となる真菌症は**8割以上がカンジダ感染症**である。

● 患者背景や病態からリスクファクターを認識し、**早期に真菌症の発症を疑う**ことによりすみやかに治療を開始することが重要である。

侵襲性カンジダ症のリスクファクター

● 抗菌薬投与	● 好中球減少（< 500/mm³）
● ステロイド薬、免疫抑制薬投与	● 手術（消化器）
● 高齢	● 腎不全 / 透析低栄養
● 化学療法	● ICU 入室
● 悪性腫瘍	● 原疾患の重篤性
● カンジダの定着	● 重症急性膵炎
● 制酸薬投与	● 糖尿病
● 中心静脈カテーテル	● 移植
● 完全静脈栄養	

深在性真菌症のガイドライン作成委員会編：深在性真菌症の診断・治療ガイドライン 2014. 協和企画，東京, 2014. をもとに作成

● リスクファクターを評価し、他の発熱の原因がない抗菌薬不応性の発熱患者において、β-D- グルカンなどの血清診断陽性または複数箇所のカンジダコロナイゼーションの証明を経験的治療の開始基準とする。

ICU における侵襲性カンジダ症のリスク評価

前提項目	● 72 時間を超える ICU 滞在
主要項目	● ICU 入室１〜3日間における治療介入 ・中心静脈ライン留置 ・広域抗菌薬投与 ・人工呼吸 　[補助項目：完全静脈栄養、血液透析、ステロイド・免疫抑制薬使用、手術、重症急性膵炎、重症敗血症、高 APACHE II / Ⅲスコア] ● 複数部位のカンジダ定着

深在性真菌症のガイドライン作成委員会編：深在性真菌症の診断・治療ガイドライン 2014. 協和企画，東京, 2014. をもとに作成

● 前提項目である 72 時間を超える ICU 管理を満たした患者で、ICU 入室１〜3日間の治療介入に加えて補助項目のいずれかが存在すれば、さらに確実性が高まる。

● 複数部位のカンジダ定着を認める場合は、それだけで危険性が高いと判断する。

抗真菌薬

中枢神経

呼吸

循環

血液・凝固

感染

腎臓・電解質

代謝・内分泌

消化管

その他

自施設の採用薬

抗真菌薬

⑥⑤ フルコナゾール(FLCZ)／ホスフルコナゾール(F-FLCZ)

代表的商品名 ジフルカン静注液(50 mg、100 mg、200 mg)、ジフルカンカプセル、プロジフ静注液(100 mg、200 mg、400 mg)*

投与経路 点滴 経口　**管理区分** 冷所 2〜8℃

(プロジフ静注液の場合)

*製剤写真の例

📍 まずココをおさえよう

この患者に使う

- カンジダ感染症、クリプトコックス感染症
  (*Candida.glabrata* △、*Candida.krusei* △、アスペルギルス属×、接合菌×)

ここを観察しよう

❶ QT延長　❷ 頭痛　❸ 肝障害　❹ 消化器症状

投与時のポイント

- ホスフルコナゾールは初日、2日目のみ維持用量の倍量を投与する(loading dose)。
- 点滴静注の場合は **10 mL/分を超えない速度で投与**する。

特徴

- 腎 腎機能に応じた投与量調節が必要。
- カンジダ属に対する第1選択薬である。
- アスペルギルス属には無効。
- 薬物相互作用が多いので注意。
  ➡ フェニトイン、ワルファリン、リファンピシン、ミダゾラム、フェンタニルなどの血中濃度を上昇させる。
- 腎代替療法施行中は通常用量よりも高用量が必要となる。

🔍 もう少し詳しくみてみよう

薬効薬理
● 細胞膜成分のエルゴステロール生合成を阻害し、抗真菌作用を示す。

作用発現時間
点滴 t_{max}：点滴終了直後
経口 t_{max}：1～2時間

作用持続時間
点滴 $t_{1/2}$：約30時間
　　　　※腎機能低下時は延長する。

吸収率と換算
● 90%以上　● 換算 経口 100 mg ≒ 点滴 100 mg

用法用量
点滴 経口

1回100～400 mg を24時間ごとに点滴静注する（内服も同じ）。

※ホスフルコナゾールは初日、2日目のみ維持量の倍量を投与する
　（loading dose）。

※10 mL/分を超えない速度で投与する。

※腎機能低下患者は p.150「抗微生物薬腎機能別投与量」を参照

配合変化
● 試料：フルコナゾール静注液100 mg「サワイ」
● 規格 pH：5.0～7.0
● pH変動試験

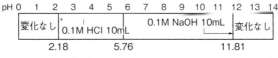

● 主な配合不可薬剤
ソル・コーテフ注射用：沈殿（直後）

中枢神経

呼吸

循環

血液・凝固

感染

腎臓・電解質

代謝・内分泌

消化管

その他

------- 自施設の採用薬 -------

抗真菌薬

⑯ ミカファンギン（MCFG）

代表的商品名 ファンガード点滴用（25 mg、50 mg、75 mg）

投与経路 点滴　管理区分 劇

📍 まずココをおさえよう

この患者に使う

● カンジダ感染症、アスペルギルス感染症

（*Candida.parapsilosis* △、*Candida.guilliermondii* △、

クリプトコックス×、接合菌×）

ここを観察しよう

❶ 肝障害

❷ 溶血性貧血

投与時のポイント

● 75 mg 以下の場合は 30 分以上かけて点滴静注する。

● 75 mg を超える場合は 1 時間以上かけて点滴静注する。

特　徴

● クリプトコックス属には無効。

● 中枢神経系への移行性が悪いので、眼内炎合併例には他剤

への変更が望ましい。

● 投与開始直後に溶血性貧血が起こることがある。

● 初回負荷投与は不要（類似薬のカスポファンギンは初回負

荷投与が必要）。

📍もう少し詳しくみてみよう

薬効薬理

● 真菌細胞壁の主要構成成分である 1.3-β-D-グルカンの生合成を非競合的に阻害することで抗真菌作用を示す。

作用発現時間

点滴 t_{max}：点滴終了直後

作用持続時間

点滴 $t_{1/2}$：11〜21 時間

用法用量

点滴

1 回 100〜150 mg を 24 時間ごとに点滴静注する（最大 300 mg）。
※腎機能に応じた用量調節は不要。

配合変化

● 試料：ファンガード点滴用
● 規格 pH：4.5〜8.0
● pH 変動試験

pH 0	1	2	3	4	5	6	7	8	9	10	11	12	13	14

変化なし ← 0.1M HCl 10mL ／ 0.1M NaOH 10mL → 変化なし

2.1　　　　6.0　　　　11.8

● 主な配合不可薬剤

ケイツー N 静注	沈殿析出（直後）
ソセゴン注射液 30 mg	沈殿析出（直後）
ゾビラックス点滴静注用	力価低下 15.6%（1 時間）
ドフトレックス注射液	沈殿析出（直後）
ドルミカム注射液	白濁（直後）
塩酸バンコマイシン点滴静注用	白色の懸濁液（直後）
ハンプ注射用	不要性異物（直後）
注射用フサン 50	沈殿析出（直後）
ペルジピン注射液	白濁（直後）

中枢神経

呼吸

循環

血液・凝固

感染

腎臓・電解質

代謝・内分泌

消化管

その他

自施設の採用薬

抗真菌薬

⑥⑦ アムホテリシンB リポソーム製剤（L-AMB）

代表的商品名 アムビゾーム点滴静注用（50 mg）

投与経路 点滴 　管理区分 毒 　冷所　25℃以下

📍 まずココをおさえよう

この患者に使う
- 重症の真菌感染症（真菌全般をカバーできる）

ここを観察しよう
❶ 腎機能　　　　　　　　❷ 肝機能
❸ 脂質異常（長期投与）　❹ 悪寒・発熱
❺ カリウム値（低下する）

投与時のポイント
- 希釈には必ず5％ブドウ糖液を使用する。
- 1瓶あたり注射用水 12 mL で溶解して、5％ブドウ糖液へ混注する。
- 1瓶あたり5％ブドウ糖液 50 〜 125 mL を用いる。
- 2時間以上かけて投与する（忍容性があれば1時間でも可能）。
- 投与1〜3時間後に悪寒や発熱、低血圧などが現れることがある。
  ➡ 点滴速度を遅らせるか、投与 30 〜 60 分前に抗ヒスタミン薬やアセトアミノフェンやステロイドを投与することが有効。
- フタル酸ジ -2- エチルヘキシル（DEHP）が溶出する。
  ➡ DEHP フリーもしくは PVC フリーの輸液セットを用いる。

> ### 特 徴
> - リポソーマル化することでアムホテリシンB（ファンギゾン）に比べて腎障害リスクが低下した。
> - 長期使用時は高トリグリセリド血症などの脂質異常が起こる可能性がある。

📍 もう少し詳しくみてみよう

薬効薬理
- 真菌およびリーシュマニア原虫の細胞膜成分であるエルゴステロールおよびエピステロールと結合することにより細胞膜の透過性を高め、細胞質成分を漏出させることで、真菌およびリーシュマニア原虫を死滅させる。

作用発現時間
点滴 t_{max}：点滴終了直後

作用持続時間
点滴 $t_{1/2}$：7〜10時間

用法用量
点滴 1回3〜5mg/kgを24時間ごとに**2時間以上**かけて点滴静注する（忍容性があれば1時間でも可能）。
※クリプトコックス感染症は1回6mg/kgまで増量可能。
※ムコール感染症は5〜10mg/kgまで増量する。
※腎機能に応じた用量調節は不要。

配合変化
- 試料：アムビゾーム点滴静注用
- 規格pH：5.0〜6.0
- 主な配合不可薬剤
  ※希釈には必ず5％ブドウ糖液を用いる。電解質が含まれる輸液で溶解または希釈すると、生理食塩液と同様にリポソームの分散性が低下する可能性がある。
  ※DEHPが溶出するため、DEHPフリーもしくはPVCフリーの輸液セットを用いる（p.301参照）。

中枢神経

呼吸

循環

血液・凝固

感染

腎臓・電解質

代謝・内分泌

消化管

その他

抗ウイルス薬

使用のポイント

1. インフルエンザウイルス

● 冬になると季節性インフルエンザウイルス感染症が流行し、救急外来で診療する機会が増える。有効性や薬価の観点から**第1選択はオセルタミビル**である。経口、吸入が不可であり、重症化している場合には注射剤のペラミビルが適応となる。

● バロキサビルは単回投与の経口薬であるため利便性は高いが、他剤に比べて高価であることや耐性化などが問題となっている。

● いずれにしてもインフルエンザ感染症の治療は必須ではなく、重症度や合併症の有無などを考慮して投与されるべきである。

2. ヘルペスウイルス

● ヘルペスウイルスは主に単純ヘルペス、水痘・帯状疱疹ウイルスを指す。脳炎・髄膜炎など重症化することがある。

● アシクロビルはヘルペスウイルスに活性をもつ最も一般的な薬剤であるが、錠剤の場合は吸収が悪いため1日複数回の投与が必要である。

- バラシクロビルはアシクロビルのプロドラッグであり、吸収面を改良した薬剤である。服用錠数・回数が減りアドヒアランス向上が期待できる。点滴製剤はアシクロビル、ビダラビンがあり、ビダラビンはアシクロビル耐性のウイルスにも効果が期待できるが、骨髄抑制などの副作用が問題となる。

抗インフルエンザ薬一覧

一般名 （代表的商品名）	剤型	用法用量	特徴
オセルタミビル （タミフル）	カプセル剤 ドライ シロップ剤	1日2回 5日間	● 第1選択薬 ● ドライシロップ剤は乳幼児・小児に有用
ザナミビル （リレンザ）	吸入剤	1日2回 5日間	● 操作が難しい ● 5日間継続する必要がある
ラニラビル （イナビル）	吸入剤	単回	● 操作が難しい ● 吸入ができれば単回投与で終了できる
ペラミビル （ラピアクタ）	注射剤	単回〜	● 内服、吸入不可の場合に使用できる
バロキサビル （ゾフルーザ）	錠剤 顆粒剤	単回	● 単回経口投与で終了できる ● 耐性ウイルスの報告あり

抗ウイルス薬

―― 自施設の採用薬 ――

❻❽ オセルタミビル(OTV)

| 代表的商品名 | タミフルカプセル*、タミフルドライシロップ |

| 投与経路 | 経口 | 管理区分 | ― |

＊製剤写真の例

📍 まずココをおさえよう

この患者に使う
● インフルエンザ感染症（治療または予防）

ここを観察しよう
❶ 異常行動などの精神・神経症状（特に小児・未成年者）
❷ 悪心や下痢などの消化器症状

投与時のポイント
● 発症後 48 時間以内に投与する。
● 治療と予防で用法用量が異なる。

　　特　徴
● 腎 腎機能に応じた投与量調節が必要。
● 症状発現から 48 時間経過後に投与を開始した患者における有効性を裏付けるデータは得られていない。
● インフルエンザ感染症治療の第 1 選択薬である。

📍もう少し詳しくみてみよう

薬効薬理

● ノイラミニダーゼを選択的に阻害し、新しく形成されたウイルスの感染細胞からの遊離を阻害することによりウイルスの増殖を抑制する。

作用発現時間

経口 t_{max}：約4時間

作用持続時間

経口 $t_{1/2}$：1〜3時間

※腎機能低下時は延長する。

用法用量

● インフルエンザ感染症の治療

経口 1回75 mg を 12時間ごとに経口投与する。

● インフルエンザ感染症の予防

経口 1回75 mg を 24時間ごとに経口投与する。

※曝露後7〜10日間投与

※腎機能低下患者は p.150「抗微生物薬腎機能別投与量」を参照

豆知識

全世界80%のオセルタミビルを消費する日本人

「インフルエンザに感染」＝「薬を飲まなければいけない」と思っている患者や医療スタッフは多いかもしれない。

インフルエンザに感染すると、1〜3日間の潜伏期間を経て38℃以上の高熱、咳、関節痛、全身倦怠感などの症状が現れる。治療の基本は、安静にして睡眠を十分に取ることであり、通常は対症療法だけでそれらの症状は数日以内に回復する。そもそも抗インフルエンザ薬の効果は、「発熱などの症状改善が1日程度早くなる」といったものである。

もちろん、重症化リスクの高い患者（免疫低下、高齢者、妊婦など）やICUでみるような重症患者では投与することが望ましいが、比較的元気で基礎疾患のない患者であれば必ずしも投与する必要はないということはおさえておきたい。

抗ウイルス薬

㊿ ペラミビル

----- 自施設の採用薬 -----

代表的商品名 ラピアクタ点滴静注液バイアル(150 mg/15 mL)*、
ラピアクタ点滴静注液バッグ(300 mg/60 mL)

投与経路 点滴　管理区分 －

*製剤写真の例

📍 まずココをおさえよう

この患者に使う
- インフルエンザ感染症(経口や吸入ができない重症患者)

ここを観察しよう
① 異常行動などの精神・神経症状(特に小児・未成年者)
② 悪心や下痢などの消化器症状
③ 白血球減少(好中球)

投与時のポイント
- 発症後 48 時間以内に投与する。
- 15 ～ 30 分かけて点滴静注する。

　特　徴
- 腎 腎機能に応じた投与量調節が必要。
- 症状発現から 48 時間経過後に投与を開始した患者における有効性を裏付けるデータは得られていない。
- 投与期間に上限はないが、重症例でも 5 日間程度か症状改善までとする。

もう少し詳しくみてみよう

薬効薬理
● ノイラミニダーゼを選択的に阻害し、新しく形成されたウイルスの感染細胞からの遊離を阻害することによりウイルスの増殖を抑制する。

作用発現時間
点滴 t_{max}：点滴終了直後

作用持続時間
点滴 $t_{1/2}$：約 20 時間
※腎機能低下時は延長する。

用法用量
点滴 1回 300 mg を 24 時間ごとに点滴静注する。
重症患者、基礎疾患がある場合など：1回 600 mg を 24 時間ごとに点滴静注する。
※ 15 ～ 30 分かけて投与
※腎機能低下患者は p.150「抗微生物薬腎機能別投与量」を参照

配合変化
● 試料：ラピアクタ点滴静注液バイアル
● 規格 pH：5.0 ～ 8.5
● pH 変動試験

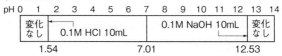

| pH 0 | 1 | 2 | 3 | 4 | 5 | 6 | 7 | 8 | 9 | 10 | 11 | 12 | 13 | 14 |

変化なし ← 0.1M HCl 10mL　　0.1M NaOH 10mL → 変化なし

1.54　　　　　　　　　7.01　　　　　　　　　12.53

● 主な配合不可薬剤：

抗ウイルス薬

❼ アシクロビル(ACV)

自施設の採用薬

| 代表的商品名 | ゾビラックス点滴静注用(250 mg)、ゾビラックス錠、ゾビラックス顆粒 |

投与経路 点滴 経口 　管理区分 －

写真はアシクロビル点滴静注液 250 mg「日医工」

📍 まずココをおさえよう

この患者に使う

● ヘルペスウイルスによる脳炎や髄膜炎

ここを観察しよう

❶ 腎機能　❷ 血管炎　❸ 意識障害、けいれん

投与時のポイント

● 腎機能障害患者や脱水患者では、尿細管で**薬剤が結晶化し腎機能を増悪させる**可能性がある。

　➡ 1瓶(250 mg)あたり 100 mL 以上の生理食塩液で溶解して 60 分以上かけて投与する。

特 徴

● 腎 腎機能に応じた投与量調節が必要。

● 消化管からの吸収率が悪いので、脳炎や髄膜炎では静注製剤を選択する。

● 腎機能低下患者や高齢者ではアシクロビル脳症を起こす恐れがあるのでせん妄や意識障害、けいれんには注意。

● 5％ブドウ糖液混注後や溶解後に冷所保存すると結晶ができる。

● 酸性薬剤と配合変化を起こしやすい。

🔍 もう少し詳しくみてみよう

薬効薬理

● ウイルス DNA 鎖の伸長を停止させ、ウイルス DNA の複製を阻害することで抗ウイルス作用を示す。

作用発現時間

[点滴] 点滴終了直後

作用持続時間

[点滴] t₁/₂：2.6 時間

※腎機能低下時は延長する。

吸収率と換算

● 10 ～ 20% ● 換算 [経口] 4000 mg ≒ [点滴] 750 mg

用法用量

[点滴] 1 回 5 ～ 10 mg/kg を 8 時間ごとに点滴静注する。

※腎機能低下患者は p.150「抗微生物薬腎機能別投与量表」を参照

配合変化

● 試料：アシクロビル点滴静注用 250 mg「サワイ」

● 規格 pH：10.7 ～ 11.7

● pH 変動試験

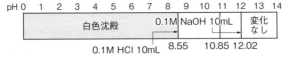

● 主な配合不可薬剤

アザクタム注射用	結晶析出（1 時間）
イノバン注	白濁（直後）
ダラシン S 注射液	結晶析出（直後）
パンスポリン静注用	結晶析出（1 時間）
ファンガード点滴用	力価低下 15.6%（1 時間）
ホスミシン S 静注用	結晶析出（1 時間）

中枢神経

呼吸

循環

血液・凝固

感染

腎臓・電解質

代謝・内分泌

消化管

その他

文献

1) 各種添付文書・インタビューフォーム

2) Gilbert DN, Chambers HF, Eliopoulos GM, et al., 菊池賢, 橋本正良日本語版監修：日本語版 サンフォード感染症治療ガイド2019. ライフサイエンス出版, 東京, 2019.

3) 青木眞編：レジデントのための感染症診療マニュアル第3版. 医学書院, 東京, 2015.

4) 日本化学療法学会抗菌化学療法認定医認定制度審議委員会：抗菌薬適正使用生涯教育テキスト第3版. 日本化学療法学会, 2020.

5) 日本化学療法学会, 日本感染症学会 MRSA感染症の治療ガイドライン作成委員会：MRSA感染症の治療ガイドライン2019年改訂版. 2019.
https://www.kansensho.or.jp/uploads/files/guidelines/guideline_mrsa_2019revised-booklet.pdf（2021.6.1アクセス）

6) 日本化学療法学会, 日本TDM学会 抗菌薬TDMガイドライン作成委員会：抗菌薬TDMガイドライン2016. 2016.
http://www.chemotherapy.or.jp/guideline/tdm_es.pdf（2021.6.1アクセス）

7) 日本集中治療医学会・日本救急医学会合同 日本版敗血症診療ガイドライン2020特別委員会：日本版敗血症診療ガイドライン2020. 日本集中治療医学会雑誌 2021；28（Suppl）.

8) 日本感染症学会, 日本化学療法学会, JAID/JSC感染症治療ガイド・ガイドライン作成委員会：JAID/JSC感染症治療ガイド2019. ライフサイエンス出版, 東京, 2019.

9) 日本呼吸器学会成人肺炎診療ガイドライン2017作成委員会：成人肺炎診療ガイドライン2017. 日本呼吸器学会, 2017.

10) 日本化学療法学会・日本感染症学会CDI診療ガイドライン作成委員会：Clostridioides（Clostridium）difficile 感染症診療ガイドライン. 2018.

11) 深在性真菌症のガイドライン作成委員会編：深在性真菌症の診断・治療ガイドライン2014. 協和企画, 東京, 2014.

12) 日本医真菌学会 侵襲性カンジダ症の診断・治療ガイドライン作成委員会：侵襲性カンジダ症の診断・治療ガイドラインExecutive summary集. Medical Mycology Journal 2013；54（2）：147-251.

13) 日本造血細胞移植学会：造血細胞移植ガイドライン 真菌感染症の予防と治療. 2017.

6

腎臓・電解質

中枢神経

呼吸

循環

血液・凝固

感染

腎臓・電解質

代謝・内分泌

消化管

その他

利尿薬

使用のポイント

● 利尿薬は水分が体内に過剰にある状態（溢水）の際に使用される。基本的に過剰な水分を体外に出す目的で使用される薬である。

● 利尿薬を使用する病態として、うっ血性心不全やネフローゼ症候群・腎不全などの腎疾患があり、目的に応じて使用方法が異なる点を考慮する。例えば、うっ血性心不全の場合には呼吸困難症状の緩和を主な目的として使用される。

● 水分と同時に電解質の移動も起こるため、**各薬剤が電解質に与える影響を知っておくことは重要**である。

● 共通する注意すべき副作用としては、脱水、電解質異常、血圧低下などが挙げられる。特に救急・集中治療患者においては、急性腎障害、特に腎前性腎障害を併発している場合も多く、利尿薬を使用する際には脱水や腎機能の増悪に注意する。

利尿薬の分類と電解質の変化

分類	薬剤名(代表的商品名)	電解質の変化			
		Na	K	Ca	Mg
ループ利尿薬	フロセミド(ラシックス) トラセミド(ルプラック) アゾセミド(ダイアート)	↓	↓	↓	↓
カリウム保持性利尿薬 (アルドステロン拮抗薬)	スピロノラクトン(アルダクトン) エプレレノン(セララ)	↓	↑	↓	↑
サイアザイド系利尿薬	トリクロルメチアジド(フルイトラン) インダパミド(ナトリックス)	↓	↓	↑	↓
バソプレシンV2受容体拮抗薬	トルバプタン(サムスカ)	↑	−	−	−
浸透圧利尿薬	濃グリセリン・果糖(グリセオール) D-マンニトール(マンニットール)	↑↓	↑↓	−	−
ヒト心房性ナトリウム利尿ペプチド	カルペリチド(ハンプ)	−	−	−	−

各種添付文書より作成

利尿薬

利尿薬

⑦ フロセミド

代表的商品名 ラシックス注(20 mg/ 2 mL、100 mg/10 mL)*、

ラシックス錠、ラシックス細粒

投与経路 静注 持続 筋注 経口　管理区分 ―

*製剤写真の例

まずココをおさえよう

この患者に使う

● うっ血性心不全の症状改善

● 腎性・肝性浮腫

ここを観察しよう

❶ 腎機能(尿量、血清クレアチニン値)

❷ 電解質(特にナトリウム値、カリウム値)

❸ 血圧(低下する)

❹ 聴力

投与時のポイント

● 大量投与した場合、**聴覚障害(耳鳴り、難聴)**の副作用が起こりやすい。

→ **4 mg/ 分(240 mg/ 時)以下の投与速度**にする。

　　特　徴

● **配合変化が多い。**

● 電解質では特に**血清ナトリウム値や血清カリウム値の低下**に注意する。

● 作用時間は短く(静注で約2時間)、降圧作用は弱い。

● 間欠的投与と持続投与の比較で、心不全症状の改善において差はない。

もう少し詳しくみてみよう

薬効薬理

- 近位尿細管から分泌され NaCl の再吸収を抑制し、尿濃縮機構を抑制することによって、ほぼ等張の尿を排泄させる。

作用発現時間

静注 数分以内（ピーク効果 30 分）
経口 30 ～ 60 分（ピーク効果 1 ～ 2 時間）

作用持続時間

静注 約 2 時間
経口 6 ～ 8 時間

吸収率と換算

- 47 ～ 64％ ● 換算 経口 40 mg ＝ 静注 20 mg

用法用量

静注 筋注 1 回 20 mg を静注または筋注する。
持続 10 ～ 40 mg/ 時で持続静注する（年齢、症状により適宜増減）。
※投与速度は 4 mg/ 分を超えない（聴覚障害の副作用リスク）。
※1 日最大 1000 mg までとする。
経口 1 回 40 ～ 80 mg を経口投与する（年齢、症状により適宜増減）。

配合変化

- 試料：ラシックス注
- 規格 pH：8.6 ～ 9.6
- pH 変動試験

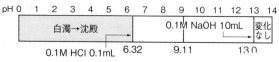

- 主な配合不可薬剤

アリナミンF注	混濁
イノバン注	結晶（6 時間後）
エスラックス静注	白沈・白濁（直後）
オノアクト点滴静注用	白濁（直後）

中枢神経

呼吸

循環

血液・凝固

感染

腎臓・電解質

代謝・内分泌

消化管

その他

ガスター注射液	結晶析出(24時間)
ケタラール静注用	混濁
サイレース静注	混濁
ソセゴン注射液	白濁(直後)、白沈(24時間)
ソル・コーテフ注射用	沈殿(1時間)
タガメット注射液	混濁
塩酸チアミン注	混濁
ドルミカム注射液	混濁
パントシン注10%	混濁
ハンプ注射用	白濁(直後)
注射用フサン	白色懸濁(直後)
プリンペラン注射液	白沈(直後)
プロタノールL注	混濁
ペルサンチン静注	混濁
ペルジピン注射液	白濁(直後)
ヘルベッサー注射用	白濁(直後)、白沈(24時間)
ミノマイシン点滴静注用	混濁
ミルリーラ注射液	白沈(直後)
モダシン静注用	混濁

間欠投与 VS 持続投与？　高用量 VS 低用量？

　急性非代償性心不全患者に対する利尿薬の投与法において、ボーラス静注か持続点滴か、高用量か低用量かにかかわらず、患者自身が評価した症状、腎機能の低下に有意な差は認められなかった[1]。

ループ利尿薬の特徴と投与方法

　ループ利尿薬にはいくつか種類があり、薬剤や投与経路によって作用持続時間が異なる。

薬剤	代表的商品名	投与経路	作用持続時間
フロセミド	ラシックス	静注	約2時間
		経口	6〜8時間
トラセミド	ルプラック	経口	6〜8時間
アゾセミド	ダイアート	経口	9〜12時間
ブメタニド	ルネトロン*	静注	2〜6時間
		経口	4〜6時間

＊2021年3月末日に販売中止

　重症の低アルブミン血症（血清アルブミン濃度 2.0 mg/dL 未満）の場合、ループ利尿薬の効果が減弱する可能性がある。
　ループ利尿薬が効果を発現するためには、血中でアルブミンと結合して近位尿細管まで運ばれ、トランスポーターによって尿細管内に分泌される必要がある。そのため、アルブミンが少ないと効果が十分に発揮できないのである。
　このような場合は、アルブミン製剤の投与後にループ利尿薬を投与、もしくは同時に投与することなどが試みられている。

中枢神経

呼吸

循環

血液・凝固

感染

腎臓・電解質

代謝・内分泌

消化管

その他

------ 自施設の採用薬

利尿薬

サムスカOD錠7.5 ®

⑫ トルバプタン

| 代表的商品名 | サムスカ錠、サムスカ OD 錠*、サムスカ顆粒 |
| 投与経路 | 経口 | 管理区分 | 劇 |

＊製剤写真の例

📍 まずココをおさえよう

この患者に使う
● 心不全による体液貯留　　● 肝硬変による体液貯留
● SIADH* における低ナトリウム血症

ここを観察しよう
❶ 尿量　　❷ 電解質(特にナトリウム値)
❸ 意識障害、口渇、脱水

投与時のポイント
● 血清ナトリウム濃度 125 mEq/L 未満の患者、高齢者、急激な循環血漿量の減少が好ましくない患者には低用量から開始を考慮する。

特徴
● 水利尿効果が強く発現し、**血清ナトリウム濃度が上昇する**ため、こまめに血清ナトリウム値を測定する。
● 高ナトリウム血症による意識障害などがみられた場合は減量や中止を検討する。
● 24 時間以内に 12 mEq/L を超える上昇がみられた場合は中止する。
　➡浸透圧性脱髄症候群のリスクのため。

＊ SIADH(syndrome of inappropriate antidiuretic hormone secretion)：抗利尿ホルモン分泌不適合症候群

もう少し詳しくみてみよう

薬効薬理

- 腎集合管でのバソプレシンによる水再吸収を阻害することにより、選択的に水を排泄し、電解質排泄の増加を伴わない利尿作用を示す。

作用発現時間

経口 尿生成、Na 上昇：2〜4時間（ピーク効果4〜8時間）

作用持続時間

経口 Na 上昇：24 時間続く

用法用量

- **心不全における体液貯留**

  経口 1回15 mg を1日1回経口投与する（年齢、症状により適宜増減）。

- **肝硬変における体液貯留**

  経口 1回7.5 mg を1日1回経口投与する（年齢、症状により適宜増減）。

- SIADH における低ナトリウム血症

  経口 1回7.5 mg で1日1回経口投与する。
  必要に応じて望ましい血清ナトリウム濃度に達するまで段階的に増量できる（60 mg/ 日まで）。

その他

- アゾール系抗真菌薬（イトラコナゾール、フルコナゾールなど）やクラリスロマイシンとの併用により作用増強、リファンピシンとの併用により作用減弱する可能性があるため併用薬剤に注意する。

中枢神経

呼吸

循環

血液・凝固

感染

腎臓・電解質

代謝・内分泌

消化管

その他

------- 自施設の採用薬 -------

利尿薬

❼❸濃グリセリン・果糖

代表的商品名 グリセオール注、ヒシセオール配合点滴静注*、
グリセレブ配合点滴静注

投与経路 点滴　　管理区分 −

*製剤写真の例

📍まずココをおさえよう

この患者に使う

● 頭蓋内圧亢進、頭蓋内浮腫の治療

● 脳卒中急性期

● 眼内圧効果を必要とする場合

ここを観察しよう

❶ 尿量

❷ 脱水症状

❸ 血清ナトリウム値（上昇することが多い）

❹ 呼吸困難（心不全症状）

投与時のポイント

● 浸透圧比が約7と高張であるため**血管外漏出に注意**する。

特　徴

● 添加物として塩化ナトリウム（0.9 g/100 mL）が含まれているため**高ナトリウム血症**や**心不全の増悪**を起こすことがある。

● 同効薬のマンニトールと比べ、効果発現までの時間、作用持続時間が長く、リバウンド現象が少ない。

● 同効薬のマンニトールと比べ、利尿効果はマイルドである。

📍 もう少し詳しくみてみよう

薬効薬理
● 血漿浸透圧を高め、血液と脳の間に浸透圧勾配を生じ、脳実質から水を吸収する。この作用によって脳浮腫を軽減し、頭蓋内圧亢進の治療に用いられる。同様の機序により眼内圧の降下作用も認められる。

作用発現時間
点滴 ピーク効果：約2時間

作用持続時間
点滴 約6時間

用法用量
点滴 1回200〜500 mLを1日1〜2回、500 mLあたり2〜3時間かけて点滴静注する(年齢、症状により適宜増減)。

配合変化
● 試料：グリセレブ配合点滴静注
● 規格pH：3.0〜6.0
● pH変動試験

pH 0	1	2	3	4	5	6	7	8	9	10	11	12	13	14
変化なし		0.1M HCl 10mL					0.1M NaOH 10mL					変化なし		

1.32　　　　　4.18　　　　　　　　　　　　11.59

● 主な配合不可薬剤：－

利尿薬

❼❹D-マンニトール

| 代表的商品名 | マンニットT注15%＊、20%マンニトール注射液 |
| 投与経路 | 静注 | 点滴 | 管理区分 | － |

＊製剤写真の例

📍まずココをおさえよう

この患者に使う

- 頭蓋内圧亢進、頭蓋内浮腫の治療
- 眼内圧降下を必要とする場合

ここを観察しよう

❶ 尿量　❷ 脱水症状　❸ 呼吸困難（心不全症状）

❹ 血清カリウム値（上昇することが多い）

投与時のポイント

- 浸透圧比が約5と高張であるため**血管外漏出に注意**する。
- 冬場などでは過飽和であるため結晶が析出する場合がある。
  ➡湯煎にて加温溶解し、体温程度まで温度を下げてから使用する。

特　徴

- 血液中の水分の保持能力が高いため、利尿薬でありながら**循環血液量の増加**を招く。
- 腎機能低下時は排泄が遅延し、肺うっ血の増悪、肺水腫を発症する危険性が高い。
  ➡マンニトールテスト（p.217）を行い、使用可能か判断する。
- 同効薬の濃グリセリン・果糖（グリセオール）と比べ、効果発現までの時間、作用持続時間が短く、リバウンド現象が多い。また、利尿効果は強力である。

もう少し詳しくみてみよう

薬効薬理

- 血漿浸透圧を高め、脳実質から水を吸収する。この作用によって脳浮腫を軽減し、頭蓋内圧亢進の治療に用いられる。
- 同様の機序により眼内圧の降下作用も認められる。

作用発現時間

静注 30分(ピーク効果約1時間)

作用持続時間

静注 3〜4時間

用法用量

点滴 一般的に1回1〜3g/kgを点滴静注する(0.25 g/kgでも脳圧降下作用は観察される)。

※適宜増減(ただし1日量200gまで)

※投与速度は20%溶液100 mLあたり3〜10分で投与する。

- マンニトールテスト

静注 0.2 g/kgあるいは12.5 gを3〜5分間かけて1回投与する。

[判定]

少なくとも30〜50 mL/時の尿量が2〜3時間得られるようならば、腎機能は十分と考えられるので治療を開始する。

もし十分な尿量が得られなければ、もう1回同量投与する。

2回投与しても尿量が十分でなければ、治療は中止する。

配合変化

- 試料:マンニットT注15%
- 規格pH:4.5〜7.0
- pH変動試験

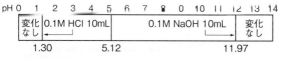

- 主な配合不可薬剤

シグマート注:結晶析出(6時間)

セフメタゾン静注用:結晶析出

注射用マキシピーム:結晶析出(1時間)

中枢神経

呼吸

循環

血液・凝固

感染

腎臓・電解質

代謝・内分泌

消化管

その他

利尿薬

--------- 自施設の採用薬 ---------

❼❺ カルペリチド

| 代表的商品名 | ハンプ注射用(1000 µg) |

| 投与経路 | 持続 | 管理区分 | 劇 |

📍 まずココをおさえよう

この患者に使う

● 急性心不全

ここを観察しよう

❶ 血圧(低下する)

❷ 脈拍(低下する)

❸ 尿量・電解質

投与時のポイント

● 生理食塩液で直接溶解すると**塩析(沈殿)**を起こす。

➡注射用水または50%ブドウ糖液で溶解後に混注することで回避できる。

● 過度の血圧低下、徐脈がみられた場合には減量もしくは中止する。

特徴

● **血管拡張作用**と**利尿作用**をもつ。

● 他の利尿薬と異なり、**電解質異常が起こりにくい**。

● 配合変化が多い。

● ホスホジエステラーゼ5阻害薬(シルデナフィルクエン酸塩など)と併用により降圧作用が増強する恐れがあるため、服薬状況を確認する。

♥ もう少し詳しくみてみよう

薬効薬理

- α型ヒト心房性ナトリウム利尿ポリペプチドの受容体に結合し、血管平滑筋の弛緩にかかわる cGMP を増加させ、血管拡張作用、利尿作用を示す。

作用発現時間　　　作用持続時間

持続 30 分以内　　持続 $t_{1/2}$：約 30 分

用法用量　　　　　γ= μg/kg/ 分

持続 投与開始は低用量 0.025 ～ 0.05 γ（体重 50 kg の場合 75 ～ 150 μg/ 時間）で点滴静注する。

　　　※最大 0.2 γ（体重 50 kg の場合 600 μg/ 時間）まで増量可能

配合変化

- 試料：ハンプ注射用
- 規格 pH：4.5 ～ 6.5
- 主な配合不可薬剤

アミノ酸製剤	力価低下（直後）
インデラル注射液	力価低下 33.3%（直後）
オノアクト点滴静注用	力価低下 2.1%（直後）
スルペラゾン静注用	白濁・力価低下 23.3%（直後）
ピトレシン注射液	力価低下 69%（直後）
ビーフリード輸液	力価低下 14.9%（直後）
ヒューマリンR注	白濁（直後）
ファンガード点滴用	不要性異物（直後）
ラシックス注	白濁（直後）

その他

- 腎保護作用があるというエビデンスは限られている。保険適用外でもあるので、あくまで経験的な投与方法であることをよく理解しておく。

中枢神経・呼吸

循環

血液・凝固

感染

腎臓・電解質

代謝・内分泌

消化管

その他

電解質・輸液製剤

使用のポイント

- 電解質異常の原因は疾患・病態によるものや薬剤性などがあり、改善するためには電解質の補正だけでなく、その原因を除去することが重要である。
- 電解質製剤を投与する際には投与量、投与速度、濃度の3点を特に意識する。

電解質製剤のポイント
❶ 投与量	❷ 投与速度	❸ 濃度

- ナトリウムやカリウム製剤は溶解液濃度が濃いと血管痛、静脈炎のリスクとなる。
- カリウム製剤は1日投与量が過量や投与速度が速い場合、心停止のリスクもあるため注意が必要である。
- 電解質異常は薬剤によって引き起こされることも多い。
  - ・利尿薬による低ナトリウム血症や低カリウム血症
  - ・アンギオテンシン変換酵素(ACE)阻害薬、アンギオテンシン受容体拮抗薬(ARB)による高カリウム血症
  - ・活性型ビタミンD製剤による高カルシウム血症
  - ・酸化マグネシウムによる高マグネシウム血症　など
- これら薬剤による電解質異常は腎機能低下を合併した際にみられることが多い。

薬剤性電解質異常

電解質	上昇させる薬剤	低下させる薬剤
カリウム	● ARB(オルメサルタンなど) ● ACE 阻害薬(エナラプリルなど) ● アルドステロン拮抗薬(スピロノラクトンなど) ● 直接的レニン阻害薬(アリスキレン) ● 浸透圧利尿薬 ● ナファモスタット(フサン) ● β遮断薬	● ループ利尿薬(フロセミドなど) ● サイアザイド系利尿薬(トリクロルメチアジドなど) ● インスリン ● 甘草を含む漢方薬 ● β刺激薬
ナトリウム	● 生理食塩液 ● トルバプタン(サムスカ)	● ループ利尿薬(フロセミドなど) ● サイアザイド系利尿薬(トリクロルメチアジドなど) ● アルドステロン拮抗薬(スピロノラクトンなど)
リン	● 活性型ビタミン D 製剤(エルデカルシトールなど) ● カルシウム製剤	● ループ利尿薬(フロセミドなど) ● サイアザイド系利尿薬(トリクロルメチアジドなど) ● ビスホスホネート製剤(ゾレドロン酸など) ● スクラルファート ● 酸化マグネシウム ● アシクロビル
マグネシウム	● 酸化マグネシウム ● 炭酸リチウム ● アルドステロン拮抗薬(スピロノラクトンなど)	● ループ利尿薬(フロセミドなど) ● サイアザイド系利尿薬(トリクロルメチアジドなど) ● PPI(オメプラゾールなど) ● タクロリムス ● アルコール ● シスプラチン
カルシウム	● 活性型ビタミン D 製剤(エルデカルシトールなど) ● サイアザイド系利尿薬(トリクロルメチアジドなど) ● 炭酸リチウム	● ループ利尿薬(フロセミドなど) ● アルドステロン拮抗薬(スピロノラクトンなど) ● ビスホスホネート製剤(ゾレドロン酸など) ● デノスマブ ● シナカルセト ● ホスカルネット

電解質・輸液製剤

中枢神経

呼吸

循環

血液・凝固

感染

腎臓・電解質

代謝・内分泌

消化管

その他

自施設の採用薬

電解質・輸液製剤

⑯塩化カリウム

代表的商品名 K.C.L. 点滴液、KCL 注®、KCL 補正液

投与経路 点滴 持続　　管理区分 −

＊製剤写真の例

📍 まずココをおさえよう

この患者に使う

● 低カリウム血症

ここを観察しよう

❶ 電解質(血清カリウム値)

❷ 徐脈、心電図変化

❸ 血管痛

❹ 高カリウム血症のリスクとなる併用薬剤

投与時のポイント

● 原則として濃度は **40 mEq/L 以下**となるよう希釈する。

● 急速静注禁止(投与速度は **20 mEq/ 時**を超えない)。

● 投与量は **1 日 100 mEq** を超えないこと。

　➡血液ガス測定などで細かくモニタリングできる場合はこの限
　　りではない。

特徴

● 心停止の危険性があるため**急速静注は絶対にしない**。

● スピロノラクトン(アルダクトン)やエプレレノン(セララ)
を併用している患者では高カリウム血症のリスクがあるた
め、これらの併用薬に注意する(添付文書上は禁忌)。

もう少し詳しくみてみよう

薬効薬理
- カリウムとクロールを同時補給することにより、すみやかに低カリウム血症を是正する。

作用発現時間
点滴 即時

作用持続時間
点滴 −

用法用量
点滴 持続 カリウムとして 10 〜 40 mEq を希釈して点滴静注、もしくは持続静注する。

　　　※カリウム値に応じて調節する。
- 濃度：40 mEq/L を超えない（末梢投与の場合）。
- 投与速度：20 mEq/ 時を超えない。
- 1 日投与量：100 mEq/ 日を超えない（モニターしている場合はこの限りではない）。

配合変化
- 試料：KCL 補正液 1 mEq/mL　10 mL
- 規格 pH：5.0 〜 6.5
- pH 変動試験

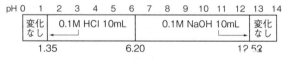

| pH 0　1　2　3　4　5　6　7　8　9　10　11　12　13　14 |
| 変化なし | 0.1M HCl 10mL | 0.1M NaOH 10mL | 変化なし |
| | 1.35 | 6.20 | 12.52 |

- 主な配合不可薬剤

リコモジュリン点滴静注用：65% 力価低下（1 時間）

その他
- 施設によっては中心静脈カテーテルから 40 mEq/L を超えた濃度での投与を行っている。**間違った投与方法で致命的となる**ため、ICU など必ずモニターできる環境に限定して用いることや、施設内マニュアルを整備することなどが重要である。

中枢神経

呼吸

循環

血液・凝固

感染

腎臓・電解質

代謝・内分泌

消化管

その他

電解質・輸液製剤

⑰10%塩化ナトリウム

代表的商品名 10%塩化ナトリウム注射液®、食塩注10%

投与経路 点滴　管理区分 ー

＊製剤写真の例

📍まずココをおさえよう

この患者に使う
● 低ナトリウム血症

ここを観察しよう
❶ 電解質(血清ナトリウム値)
❷ 意識障害(浸透圧性脱髄症候群)、口渇
❸ 血管痛、静脈炎

投与時のポイント
● **必ず希釈して使用する。**
● 末梢静脈投与の場合は最大で3％の濃度まで希釈する。
● 浸透圧が高い(浸透圧比:3以上)輸液(末梢静脈栄養剤など)に溶解する場合は浸透圧が上昇し、血管痛や静脈炎のリスクが上昇する。
　➡なるべく浸透圧の低い輸液に混注する。

特徴
● **最大1日8 mEq/Lまでの補正に抑える。**
　➡補正速度が速すぎると浸透圧性脱髄症候群のリスクとなる。意識障害がみられた場合はすぐに中止をする。
● 心疾患や腎障害のある患者では基礎疾患の増悪や浮腫がみられることがある。

自施設の採用薬

🔵 もう少し詳しくみてよう

薬効薬理

● ナトリウムを補充することで低ナトリウム血症を是正する。

作用発現時間

点滴 即時

作用持続時間

点滴 −

用法用量

点滴 他の輸液などで必ず希釈し、血清ナトリウム値に応じて調節する。

[3%生食の作り方]

例）10%塩化ナトリウム 120 mL ＋生理食塩液 400 mL

配合変化

● 試料：塩化ナトリウム注 10%シリンジ「テルモ」

● 規格 pH：5.0 〜 7.0

● pH 変動試験

pH 0	1	2	3	4	5	6	7	8	9	10	11	12	13	14

変化なし	0.1M HCl 10mL ←	0.1M NaOH 10mL →	変化なし

1.24 5.75 12.32

● 主な配合不可薬剤：−

浸透圧と静脈炎

浸透圧比3以上の輸液を末梢静脈から投与する場合は静脈炎のリスクが高くなる。10%塩化ナトリウムなどの高浸透圧製剤は、なるべく浸透圧の低い製剤に混注するなど工夫が必要である。

代表的な輸液製剤の浸透圧比

薬剤	浸透圧比
蒸留水（注射用水）	0
生理食塩液、5％ブドウ糖液、1号液、3号液、リンゲル液	約1
末梢静脈栄養剤（ビーフリード、ツインパル　など）	約3
高カロリー輸液（エルネオパ、ハイカリック　など）	4〜11

中枢神経

呼吸

循環

血液・凝固

感染

腎臓・電解質

代謝・内分泌

消化管

その他

自施設の採用薬

電解質・輸液製剤

⑱ リン酸製剤

一般名（代表的商品名） リン酸水素ナトリウム水和物・リン酸二水
素ナトリウム水和物（リン酸 Na 補正液®）、
リン酸二カリウム（リン酸２カリウム注）

投与経路 点滴　　**管理区分** —

＊製剤写真の例

まずココをおさえよう

この患者に使う

● 低リン血症

ここを観察しよう

❶ 血清リン値　　❷ 血清カルシウム値（低下する）

投与時のポイント

● **必ず希釈して使用する。**

● **急速静注禁止。**

● リン酸２カリウム注はカリウムを 20 mEq/20 mL 含有し
ているため、濃度や投与速度にも注意する。

● カルシウムやマグネシウム含有製剤と配合すると沈殿を生
じる可能性がある。

特徴

● 急速静注により血中のカルシウムと結合し、低カルシウム
血症や腎臓でのリン酸カルシウムの沈着による腎障害を起
こす可能性がある。

● リン酸ナトリウム補正液はナトリウムを 15 mEq/20 mL
含有。

226

もう少し詳しくみてみよう

薬効薬理

● リンを補充することで低リン血症を是正する。

作用発現時間

点滴 即時

作用持続時間

点滴 −

用法用量

点滴

血清リン濃度別推奨用量

血清リン濃度 (mg/dL)	投与量 (mmol/kg)	体重 60kg の場合 (リン酸 Na 補正液)	投与時間
2.3 〜 3.0	0.16 〜 0.32	1 〜 2 A	4 〜 6 時間
1.6 〜 2.2	0.32 〜 0.64	2 〜 4 A	4 〜 6 時間
1.5 未満	0.64 〜 1.00	4 〜 6 A	6 〜 8 時間

配合変化

● 試料：リン酸 Na 補正液 0.5 mmol/mL 10mL

● 規格 pH：6.2 〜 6.8

● pH 変動試験

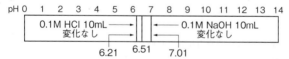

● 主な配合不可薬剤：カルシウム塩、マグネシウム塩を含む製剤（p.228、232）を配合する場合は沈殿を生じる可能性がある。

その他

● 絶食期間 5 日以上の場合や高度低栄養状態にある患者に急激なカロリー（糖質）を投与することで、低リン血症、低カリウム血症、低マグネシウム血症をきたすことがある（リフィーディング症候群）。

● 重度の低リン血症では、筋力低下による呼吸不全を生じたり、人工呼吸器からの離脱が困難となることがある。

中枢神経

呼吸

循環

血液・凝固

感染

腎臓・電解質

代謝・内分泌

消化管

その他

自施設の採用薬

電解質・輸液製剤

❼⁹カルシウム製剤

一般名(代表的商品名) グルコン酸カルシウム水和物(カルチコール注射液 8.5%*)、塩化カルシウム水和物(塩化カルシウム注 2%、塩化 Ca 補正液 1 mEq/mL)

投与経路 静注 点滴 管理区分 ―

＊製剤写真の例

📍 まずココをおさえよう

この患者に使う

● 低カルシウム血症
● 高カリウム血症時の不整脈予防
● FFP(新鮮凍結血漿)大量投与時、血漿交換時
● カルシウム拮抗薬中毒
● β遮断薬中毒

ここを観察しよう

❶ 電解質(血清カルシウム値)

❷ 腎結石

→症状を悪化させる恐れがある。

❸ 重篤な腎不全

→組織への石灰沈着を助長する恐れがある。

投与時のポイント

● 緩徐に静注する(カルシウムとして 0.68 〜 1.36 mEq/ 分)。

→急速投与により徐脈、心悸亢進、血圧変動が起こることがある。

● 血管外漏出により組織障害、石灰沈着症を生じることがある。

● リン酸や炭酸と配合すると沈殿を生じる可能性があるた

め、リン酸塩、炭酸塩を含む輸液との直接混合は避ける。

特 徴

● 高カリウム血症時の不整脈予防でも使用する。

　➡ カリウム低下作用があるわけではない。持続時間は約 30 分と
　　短いため時間稼ぎととらえて他の治療を開始する。

● 濃度の異なる製剤があるため取り間違えに注意する。

● 配合変化が多い。

●もう少し詳しくみてみよう

薬効薬理

● カルシウムを補充することで低カルシウム血症を是正する。

● 心筋膜電位を安定化して不整脈を予防する。

作用発現時間
静注 数分以内

作用持続時間
静注 30 ～ 60 分

用法用量
静注 点滴

● カルチコール注射液 8.5%

　1 回 1.83 ～ 9.17 mEq → 4.7 ～ 23.5 mL を緩徐に静注する。

　投与速度：0.68 ～ 1.36 mEq/ 分 → 1.7 ～ 3.5 mL/ 分で点滴静注す
　る。

● 塩化カルシウム注 2%

　1 回 7.2 ～ 18 mEq → 20 ～ 50 mL を緩徐に静注する。

　投与速度：0.68 ～ 1.30 mEq/ 分 → 2 ～ 4 mL/ 分で点滴静注する。

　※血清カルシウム濃度あるいはイオン化カルシウム濃度をモニター
　し投与量を調整する。

中枢神経

呼吸

循環

血液・凝固

感染

腎臓・電解質

代謝・内分泌

消化管

その他

配合変化

- ● **試料**：カルチコール注射液 8.5%
- ● **規格 pH**：6.0 ～ 8.2
- ● **主な配合不可薬剤**

アンカロン注	混濁(直後)
アタラックス -P 注射液	微白濁（継時）
アトロピン硫酸塩注	微白濁（直後）
アリナミンF注	微濁（直後）
オルガドロン注射液	白濁（直後）
セフトリアキソン Na 静注用	沈殿
ソル・コーテフ注射用	懸濁（直後）
ドルミカム注射液	白沈（直後）
ネオフィリン注	白色沈殿（6 時間後）
ペルジピン注射液	白濁（直後）
メイロン静注 8.4%	白濁（直後）

※炭酸塩、リン酸塩を含む製剤と配合した場合、沈殿を生じること
がある。

その他

- ● 低マグネシウム血症を伴う低カルシウム血症では、まずは積極的に
マグネシウムの補正を行う。
- ● 強心配糖体（ジゴキシン、メチルジゴキシンなど）を使用している患
者では強心配糖体の作用を増強し、徐脈、心室性期外収縮、房室ブロッ
クなどの中毒症状を誘発する恐れがある（禁忌）。
- ● 高マグネシウム血症が発現した場合はグルコン酸カルシウム（カルチ
コール）や利尿薬を投与する。

高カルシウム血症治療薬

　活性型ビタミンＤ製剤、カルシウム製剤などによる薬剤性高カルシウム血症が疑われる場合は被疑薬を中止、減量を考慮する。

　血清カルシウム値 12 mg/dL 以上で症状を認める場合に対して薬物治療が行われる。治療薬としては①生理食塩液によるハイドレーション、②カルシトニン製剤(エルカトニン)、③ビスホスホネート製剤(ゾレドロン酸、パミドロン酸など)がある。

❶生理食塩液によるハイドレーション

● 200 〜 300 mL/ 時から開始し、その後は尿量が 100 〜 150 mL/時を維持するように調節する。

● フロセミドなどの利尿薬はルーチンで併用すべきではない。腎不全や心不全を合併している場合に考慮する。

❷カルシトニン製剤(エルカトニン)

● 本邦における標準的な使用方法は 1 回 40 単位を 1 日 2 回筋肉内または点滴静注する。点滴静注は、希釈後すみやかに使用し、1 〜 2 時間かけて投与する。

● 海外では 1 回 4 〜 8 単位 /kg と高用量で使用される。

● 頻回投与により、効果が減弱してしまう可能性があるので使用は 48 時間前後に留める。

❸ビスホスホネート製剤(ゾレドロン酸、パミドロン酸)

● ゾレドロン酸：4 mg を 15 分以上かけて投与する。

● パミドロン酸：30 〜 45 mg を 2 時間以上(添付文書上は 4 時間以上)かけて投与する。

● 悪性腫瘍における高カルシウム血症に対する効果はゾレドロン酸のほうがすぐれている。

中枢神経

呼吸

循環

血液・凝固

感染

腎臓・電解質

代謝・内分泌

消化管

その他

┈┈┈┈┈ 自施設の採用薬

電解質・輸液製剤

❽ マグネシウム製剤

───

一般名(代表的商品名) 硫酸マグネシウム水和物(硫酸 Mg 補正液 1 mEq/mL*)、硫酸マグネシウム水和物・ブドウ糖(静注用マグネゾール、マグセント注)

投与経路 静注 点滴 **管理区分** ─

※製剤写真の例

📍 まずココをおさえよう

この患者に使う

● 低マグネシウム血症

● 気管支喘息

● Torsade de Pointes の停止と再発予防

● 破傷風、低体温療法時のシバリング治療

● 子癇の発症抑制・治療

ここを観察しよう

❶ 電解質(血清マグネシウム値) ❷ 呼吸障害

❸ 筋力低下 ❹ 低血圧、心電図異常 ❺ 静脈炎

投与時のポイント

● リン酸塩含有製剤と配合すると沈殿を生じる可能性がある。

● Torsade de Pointes **以外**で使用する場合、急速静注はなるべく避ける。➡血圧低下は投与速度に依存する。

特徴

● 腎機能低下がある患者、高齢者では高マグネシウム血症の発現リスクが上がる。

➡高マグネシウム血症による症状(呼吸障害、筋力低下、血圧低下)には注意し、その症状が現れた場合は投与中止をする。

📍 もう少し詳しくみてみよう

薬効薬理

● マグネシウムを補充することで低マグネシウム血症を是正する。高用量を筋注または静注すると、血中の Mg^{2+} が増加して中枢神経系の抑制と骨格筋の弛緩が起こる。

● 心筋へのカルシウムの流入を抑制し、不整脈を防止する。

作用発現時間

[静注] 抗けいれん作用：即時

作用持続時間

[静注] 抗けいれん作用：30分

用法用量

● 低マグネシウム血症

[点滴] 1回1〜4gを1時間以上かけて点滴静注する。

● 気管支喘息（保険適用外）

[点滴] 1回2gを20分かけて点滴静注する。

● Torsade de Pointes の停止と再発予防（保険適用外）

[静注] 1回2gを1〜2分で**急速静注**する。

● 破傷風、低体温療法時のシバリング治療

[静注] 1回30 mg/kgを緩徐に静注する。

● 子癇の発症抑制・治療

[点滴] 初回4gを20分以上かけて点滴静注した後、1g/時で持続静注を行う。症状に応じて0.5 g/時ずつ増量し、最大投与量は2g/時までとする。

配合変化

● 試料：硫酸Mg補正液

● 規格pH：5.5〜7.0（5％希釈）

● pH変動試験

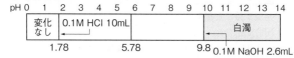

● 主な配合不可薬剤：リン酸塩を含有する製剤（p.226）と配合する場合は注意。

電解質・輸液製剤

80 マグネシウム製剤

233

中枢神経

呼吸

循環

血液・凝固

感染

腎臓・電解質

代謝・内分泌

消化管

その他

- - - - - - - 自施設の採用薬

電解質・輸液製剤

⑧¹ 炭酸水素ナトリウム

| 代表的商品名 | メイロン静注 8.4%、メイロン静注 7% |

| 投与経路 | 静注 | 点滴 | 管理区分 | ー |

※製剤写真の例

📍 まずココをおさえよう

この患者に使う

- 代謝性アシドーシス、薬物中毒時の排泄促進(尿アルカリ化)

ここを観察しよう

❶ 電解質(血清ナトリウム値、血清カリウム値)

❷ pH ❸ 心不全増悪

投与時のポイント

- カルシウムと配合すると沈殿を生じる可能性があるため、カルシウムを含む輸液との直接混合は避ける。
- 血管外へ漏れると静脈炎や血管壊死のリスクがある。
  ➡できるだけ太い静脈を選択する。

特 徴

- ナトリウムを高濃度含有(8.4%製剤;1000 mEq/L)しているため、心不全が増悪する可能性がある。
- **高ナトリウム血症**や**低カリウム血症**といった電解質異常が発現することがある。
- 配合変化を起こしやすい。
- 無症状、軽症例での投与は推奨されない。
- 重度のアシデミア(pH7.2 以下)の場合やカテコラミンの反応性が乏しい場合に使用を考慮する。

もう少し詳しくみてみよう

薬効薬理
● 重炭酸イオン(HCO_3^-)として作用し、血液・体液の pH を上昇させる。

作用発現時間　作用持続時間
静注	即時

静注	8～10分

用法用量
● 代謝性アシドーシス

　点滴　一般に用量を次式により算出し、静脈内注射する。

　　メイロン 8.4% の場合：必要量(mL) = 不足塩基量(Base Deficit mEq/L) × 0.2 × 体重(kg)

　　メイロン 7% の場合：必要量(mL) = 不足塩基量(Base Deficit mEq/L) × 0.25 × 体重(kg)

● 薬物中毒時の排泄促進(尿アルカリ化)

　静注　1回 12～60 mEq を静注する。

配合変化
● 試料：メイロン静注7%

● 規格 pH：7.0～8.5

● pH 変動試験

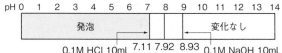

pH 0　1　2　3　4　5　6　7　8　9　10　11　12　13　14

発泡　　　　　　　　　　　　　　変化なし

0.1M HCl 10mL　7.11　7.92　8.93　0.1M NaOH 10mL

※カルシウムイオンと沈殿を生じるためカルシウム塩を含む製剤(p.228 参照)と配合しない。

● 主な配合不可薬剤

　アタラックス -P 注射液：白色混濁(直後)

　イノバン注：黒褐色(6時間)

　カルチコール注射液 8.5%：白濁(直後)

　ドブタミン点滴静注液：微黄色(1時間)

　ドルミカム注射液：白濁(直後)、結晶析出(3時間)

　ペルジピン注射液：白濁(直後)

中枢神経

呼吸

循環

血液・凝固

感染

腎臓・電解質

代謝・内分泌

消化管

その他

------- 自施設の採用薬 -------

電解質・輸液製剤

㉒膠質輸液製剤

一般名(代表的商品名) ヒドロキシエチルデンプン 70000(ヘスパンダー輸液、サリンヘス輸液6%)、ヒドロキシエチルデンプン 130000(ボルベン輸液6%*)

投与経路 **点滴** 管理区分 −

*製剤写真の例

📍 まずココをおさえよう

この患者に使う

● 循環血液量の維持が必要な場合(出血性ショックなど)
● 体外循環の血液希釈

ここを観察しよう

❶ アナフィラキシーショック
❷ 腎機能(増悪する場合がある)
❸ 心不全症状(呼吸困難など)
❹ 血清ナトリウム値(上昇する)
❺ 凝固能低下・出血

投与時のポイント

● 蓄積のリスクがあるため、**最大1日量は 50 mL/kg** を超えて使用しない。
● 投与速度は **20 mL/kg/ 時**を超えない。

　　特　徴

● 腎障害患者、透析患者、うっ血性心不全患者に禁忌である。
● ボルベンはヘスパンダー、サリンヘスに比べて分子量が大きいため、血管内にとどまりやすく作用持続時間が長い。

📍 もう少し詳しくみてみよう

薬効薬理

● ヒドロキシエチルデンプンの膠質浸透圧作用に基づく水分保持機能により血漿量が増加する。また、コロイドの血液滞留時間の持続により血漿増量効果が持続する。

作用発現時間　　作用持続時間

点滴 数分以内　　点滴 ボルベン輸液：3〜4時間

ヘスパンダー輸液、サリンヘス輸液：1〜2時間

用法用量

点滴 500〜1000 mL を点滴静注する。

配合変化

● 試料：ヘスパンダー輸液

● 規格 pH：5.0〜7.0

● pH 変動試験

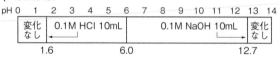

● 主な配合不可薬剤

アクチバシン注：白色・僅微粒子(直後)

ケイツーN 静注：白濁(直後)

ホリゾン注射液：白濁・白沈(直後)

その他

● 日本版敗血症ガイドライン 2020 では、「敗血症 / 敗血症性ショックの患者に対しては投与しないことを弱く推奨する」[2]とされている。

➡ リンゲル液に比べて腎障害などの合併症リスクや死亡率が高くなる可能性が指摘されている。

中枢神経

呼吸

循環

血液・凝固

感染

腎臓・電解質

代謝・内分泌

消化管

その他

自施設の採用薬

電解質・輸液製剤

⑧³ 人血清アルブミン

代表的商品名	献血アルブミン静注(5％、20％、25％)、
	アルブミナー静注(5％、25％)

投与経路 静注 点滴 　管理区分 特生物

＊写真はアルブミナー25％静注 12.5g/50mL

📍 まずココをおさえよう

この患者に使う

● 循環不全(出血性ショックなど)
● アルブミン合成低下(肝硬変など)による低アルブミン血症

ここを観察しよう

❶ 呼吸状態

➡循環血漿量増加による肺水腫のリスクとなる。

❷ ショック・アナフィラキシー様症状

投与時のポイント

● 5％製剤、20％製剤、25％製剤があり病態に応じて使い分ける。
● 循環血液量減少患者には等張製剤(5％)を使用する。
● 水分やナトリウムが制限されている患者や間質からの水分移動を目的とする場合(肝硬変など)には、高張製剤(20％・25％)を使用する。

特徴

● アルブミン1gあたり約20mLの水分を循環血漿中に留めることができる。
● アルブミンは体内でアミノ酸に分解され、そのほとんどは

熱源として消費される。

⇒肝臓におけるタンパク質の再生成の原料となるのはわずかであり栄養補給としての意義はない。

● 重症患者の循環血液量減少に対するアルブミン投与は、死亡率に関してはリンゲル液などの晶質液投与と同等で優位性は認められないため、血管内容量補充に対するルーチンでの使用は推奨されていない。

もう少し詳しくみてみよう

薬効薬理
● 等張製剤（5%）：循環血漿量が増加し維持されるため、体液循環を改善する。
● 高張製剤（20%・25%）：血中の膠質浸透圧を高め、組織中の体液を血管中に移行させ、その結果、循環血漿量を正常化する。

作用発現時間　　作用持続時間
静注 すみやか　　静注 $t_{1/2}$：15 〜 20 日

用法用量
● 循環不全（出血性ショックなど）
点滴 5%製剤：250 〜 500 mL（アルブミンとして 12.5 〜 25 g）を5 mL/ 分以下の速度で点滴静注する。必要に応じて繰り返す。
● アルブミン合成低下（肝硬変など）による低アルブミン血症
静注 点滴 20%・25% 製剤：アルブミンとして 5 〜 12.5 g を 1 mL/ 分以下の速度で緩徐に静脈内注射または点滴静脈内注射する。

配合変化
● 試料：アルブミナー静注
● 規格 pH：6.4 〜 7.4
● 主な配合不可薬剤：5 %ブドウ糖液、生理食塩液などの中性に近い輸液以外の他剤との混合注射を避ける。

中枢神経

呼吸

循環

血液・凝固

感染

腎臓・電解質

代謝・内分泌

消化管

その他

文献

1) Felker GM, Lee KL, Bull DA, et al. Diuretic strategies in patients with acute decompensated heart failure. *N Engl J Med* 2011; 364: 797-805.

2) 日本集中治療医学会・日本救急医学会合同 日本版敗血症診療ガイドライン2020 特別委員会：日本版敗血症診療ガイドライン2020．日本集中治療医学会雑誌 2021；28（Suppl）：S23-S25, S284-285.

3) 各種添付文書・インタビューフォーム

4) 日本循環器学会，日本心不全学会，日本胸部外科学会，他：急性・慢性心不全診療ガイドライン（2017年改訂版）．2018
https://www.j-circ.or.jp/cms/wp-content/uploads/2017/06/JCS2017_tsutsui_h.pdf（2021.3.1アクセス）

5) 日本麻酔科学会：麻酔薬および麻酔関連薬使用ガイドライン第3版．2012.

6) 日本輸血・細胞治療学会編：科学的根拠に基づいたアルブミン製剤の使用ガイドライン（第2版）．2018.

7

代謝・内分泌

中枢神経

呼吸

循環

血液・凝固

感染

腎臓・電解質

代謝・内分泌

消化管

その他

副腎皮質ステロイド

使用のポイント

● 生体内に存在する生理的ステロイドであるコルチゾールは「ストレスホルモン」といわれるように、生体に侵襲が加わった際に分泌され、生体の恒常性維持に重要な役割を担う。炎症性サイトカインの産生抑制、昇圧薬への反応性改善などさまざまな作用が期待されている。

● 敗血症性ショックでは、初期輸液と循環作動薬に反応しない患者に対してショックの離脱を目的として使用する。

● 副腎皮質ステロイドを長期常用している患者では、開心術などの高侵襲手術時に**ステロイドが相対的に不足した状態（相対的副腎不全）**となることがあるため、あらかじめ補充を行うこともある。

● **さまざまな副作用のリスク**があり、血糖上昇やせん妄、消化管出血などの徴候に注意して経過をみる。

● アスピリン喘息の既往がある患者にコハク酸エステルの骨格をもつステロイドを投与した場合は増悪させる可能性がある。使用中に呼吸状態の増悪がみられた場合は、リン酸エステルなど他の骨格をもつステロイドを選択する。

ステロイドに関連する主な副作用

神経系	不眠、興奮、うつ
心血管系	体液貯留、高血圧
電解質代謝	高ナトリウム血症、低カリウム血症
消化器系	胃炎、消化性潰瘍
糖代謝	耐糖能低下、糖新生増加 → 高血糖
免疫系	抗体産生低下、細胞性免疫抑制 → 易感染
骨・筋代謝	骨粗鬆症 タンパク異化作用 → ステロイド誘発性ミオパチー
皮膚・外観	皮膚の菲薄化、体重増加、ニキビ、多毛症
眼科系	白内障、緑内障

Saag KG, Furst DE. Major side effects of systemic glucocorticoids. UpToDate（last updated: Oct 30, 2020.）をもとに作成

ステロイドの副作用発現時期のめやす

投与直後～数日頃

- 高血糖
- 精神症状
- 高血圧
- 体液貯留
- 高 Na 血症
- 低 K 血症

1～2か月頃

- 感染症
- 消化性潰瘍
- 脂質異常症
- 中心性肥満
- 緑内障
- ステロイド誘発性ミオパチー

3か月以降

- 骨粗鬆症
- 白内障

中枢神経

呼吸

循環

血液・凝固

感染

腎臓・電解質

代謝・内分泌

消化管

その他

副腎皮質ステロイド

⑧④ メチルプレドニゾロン

代表的商品名 ソル・メドロール静注用(40 mg、125 mg、500 mg、1000 mg)*、注射用ソル・メルコート(40 mg、125 mg、500 mg、1000 mg)

投与経路 静注 点滴 管理区分 －

＊製剤写真の例

♥ まずココをおさえよう

この患者に使う

● COPD 増悪、喘息発作

● 高用量(パルス)療法

● 抜管後の喉頭浮腫予防

ここを観察しよう

❶ 血圧　❷ 消化性潰瘍　❸ 血糖値

❹ 精神症状の変化(せん妄、不眠症、うつ、躁状態など)

❺ 喘息発作

投与時のポイント

● 静注時は緩徐に投与する(なるべく点滴静注を行う)。

➡高用量を急速静注(500mg を超える用量を 10 分未満で投与)することにより、心停止、循環性虚脱、不整脈などが現れたとの報告がある。

特　徴

● ソル・メドロール、ソル・メルコートはコハク酸エステル型である。

● アスピリン喘息の既往がある患者は、増悪する可能性があるため他剤を選択する(ただし、1～2 時間かけて緩徐に投与すれば回避することができる)。

もう少し詳しくみてみよう

薬効薬理

● 遺伝子の発現を調節し、さまざまな組織でのタンパク合成に影響を与える。それにより、抗ショック作用、抗炎症作用、抗アレルギー作用、抗体産生の抑制、脊髄損傷に対する改善効果、抗喘息作用などを発揮する。

作用発現時間　　作用持続時間

[静注] 1時間以内　　12〜36時間

吸収率と換算

● 88%

● 換算 [経口] 20 mg ≒ [静注] 20 mg

用法用量

● COPD増悪、喘息発作

[静注] [点滴]

　1回40〜80 mg、を1日4〜6回、緩徐に静注または点滴静注する。

● パルス療法(間質性肺炎、血栓性血小板減少性紫斑病、重症薬疹、肝不全、血管炎、重症筋無力症など)

[静注] [点滴]

　1回500〜1000 mg、を1日1回、3日間、緩徐に静注または点滴静注する。

● 抜管後の喉頭浮腫予防

[静注] [点滴]

　1回20 mgを抜管12時間前から4時間おきに計4回投与した後に抜管する。

配合変化

● 試料：注射用ソル・メルコート 500 mg/8 mL 溶液

● 規格 pH：7.0〜8.0

● pH変動試験

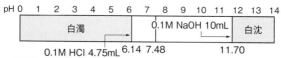

中枢神経

呼吸

循環

血液・凝固

感染

腎臓・電解質

代謝・内分泌

消化管

その他

● 主な配合不可薬剤

アドナ注	結晶析出（1時間）
イノバン注	沈殿（3時間）
オメプラール注用	結晶析出（直後）
ガスター注射液	沈殿（3時間）
ザイボックス注射液	結晶析出（1時間）
ネオフィリン注	結晶析出（1時間）
注射用フサン	白色析出物（直後）
フルマリン静注用	沈殿（1時間）
プリンペラン注射液	沈殿（3時間）
ペルジピン注射液	白濁（直後）
ポララミン注	結晶析出（直後）
ロセフィン静注用	沈殿（1時間）

豆知識

ステロイドの強さの比較と換算

　ステロイドは糖質コルチコイドと鉱質コルチコイドの2種類の作用をもっている。糖質コルチコイド作用は抗炎症、抗アレルギー、免疫抑制、糖質・タンパク質・脂肪代謝作用にかかわる。鉱質コルチコイド作用は水・電解質代謝作用（ナトリウム貯留、カリウム排泄）にかかわる。

　一般的にステロイドの強さとは糖質コルチコイド作用のことを指す。効力比はp.247の表のとおりであり、臨床ではプレドニゾロン換算で表現することが多い。

全身性ステロイドの分類と効力比

成分	コハク酸エステル構造	その他の構造	コルチコイド作用効力比	
			糖質	鉱質
ヒドロコルチゾン	● ソル・コーテフ注射用 ● サクシゾン注射用	● 水溶性ハイドロコートン注射液 ● コートリル錠	1	1
プレドニゾロン	● 水溶性プレドニン	● プレドニン錠	4	0.8
メチルプレドニゾロン	● ソル・メドロール静注用 ● ソル・メルコート注射用	● メドロール錠 ● デポ・メドロール水濁注	5	0.5
デキサメタゾン	－	● オルガドロン注射液 ● デカドロン注射液 ● デキサート注射液 ● デカドロン錠 ● デカドロンエリキシル	25	0
ベタメタゾン	－	● リンデロン注 ● リンデロン錠 ● リノロサール注射液	25	0
フルドロコルチゾン	－	● フロリネフ錠	10	125

用量換算例

● ヒドロコルチゾン 20 mg はプレドニゾロン 5 mg の糖質コルチコイド作用に相当する。
● メチルプレドニゾロン 4 mg はプレドニゾロン 5 mg の糖質コルチコイド作用に相当する。

中枢神経

呼吸

循環

血液・凝固

感染

腎臓・電解質

代謝・内分泌

消化管

その他

自施設の採用薬

副腎皮質ステロイド

⑧ヒドロコルチゾン

代表的商品名 ソル・コーテフ注射用(100 mg)*、サクシゾン注射用(100 mg、300 mg)、水溶性ハイドロコートン注射液(100 mg、500 mg)

投与経路 静注 点滴 持続 管理区分 −

* 製剤写真の例

📍まずココをおさえよう

この患者に使う

● 敗血症性ショック

● アナフィラキシー

● 副腎不全

ここを観察しよう

❶ 血圧

❷ 消化性潰瘍

❸ 血糖値

❹ 精神症状の変化(せん妄、不眠症、うつ、躁状態など)

❺ 喘息発作

投与時のポイント

● 静脈内投与のみ(筋注、動注、髄注などは禁止)

● 配合変化が多い。

● 静注時は緩徐に投与する(なるべく点滴静注を行う)。

➡血管痛・静脈炎が現れることがあるので、注入速度はできるだけ遅くする(100 mg あたり少なくとも1分以上かけて投与することが望ましい)。

| 特徴 |

- ソル・コーテフ、サクシゾンはコハク酸エステル型、水溶性ハイドロコートンはリン酸エステル型である。
- アスピリン喘息の既往を有する患者は水溶性ハイドロコートンを選択する(ただし、1〜2時間かけて緩徐に投与すれば回避することができる)。
- ステロイドの中では短時間作用型である。

もう少し詳しくみてみよう

薬効薬理

- 遺伝子の発現を調節し、さまざまな組織でのタンパク合成に影響を与える。それにより、抗ショック作用、抗炎症作用、抗アレルギー作用、抗体産生の抑制、脊髄損傷に対する改善効果、抗喘息作用などを発揮する。

作用発現時間　作用持続時間

静注 1時間　　8〜12時間

吸収率と換算

- 96%　● 換算 経口 100 mg ≒ 静注 100 mg

用法用量

静注 点滴 持続

1回50〜100 mg、1日1〜4回　緩徐に静注または点滴静注または200 mgを24時間持続静注する。

配合変化

- 試料：ソル・コーテフ注射用
- 規格pH：7.0〜8.0
- 主な配合不可薬剤

| アタラックス-P注射液 | 結晶析出(直後) |
| アドナ注 | 沈殿(3時間) |

中枢神経

呼吸

循環

血液・凝固

感染

腎臓・電解質

代謝・内分泌

消化管

その他

アリナミンF注	沈殿(直後)
エレメンミック注	懸濁(直後)
ガスター注射液	沈殿(1時間)
カルチコール注射液8.5%	懸濁(直後)
ザイボックス注射液	結晶析出(1時間)
ジフルカン静注用	沈殿(直後)
スルペラゾン静注用	沈殿(1時間)
セファメジンα注射用	沈殿(3時間)
ゾシン静注用	沈殿(3時間)
ドブトレックス注射液100 mg	懸濁(直後)
トランサミン注	沈殿(3時間)
ドルミカム注射液	白濁(直後)
ネオフィリン注	沈殿(1時間)
パンスポリン静注用	沈殿(1時間)
パントール注射液	沈殿(3時間)
ヘパリンNa注	結晶析出(3時間)
ペルジピン注射液	白濁(直後)
ポララミン注	結晶析出(直後)
ミノマイシン点滴静注用	沈殿(直後)
ミルリーラ注射液	白色結晶(6時間)
ラシックス注	沈殿(1時間)
ロセフィン静注用	沈殿(直後)
ワソラン静注	白濁→微黄色澄明(直後)

ステロイド使用患者は周術期に注意！

　ステロイドを長期で使用している患者は副腎皮質機能の低下があることが知られており、周術期においてステロイドが相対的に不足し、副腎不全となることがある。

　その予防のためにステロイドを補充投与することをステロイドカバーといい、患者要因と手術の侵襲リスクを評価して必要性を判断する。

患者要因

リスク	対応	対象患者
低	ステロイドカバーは必要ない	● 用量にかかわらずの投与が3週間未満 ● プレドニゾロン換算で5 mg/日未満の服用
中間	状況に応じてステロイドカバーを行う	● プレドニゾロン換算で5〜20 mg/日を3週間以上服用
高	ステロイドカバーを行う	● プレドニゾロン換算で20 mg/日以上を3週間以上服用 ● クッシング症候群

手術の侵襲リスク

侵襲リスク	術式	糖質コルチコイド投与法
低	局所麻酔などの小手術（鼠径ヘルニア修復など）	● 朝常用量を服用する（追加投与は不要）
中	中等度外科的ストレス（下肢血行再建術、関節置換術など）	● 朝常用量を内服 ● 麻酔導入前にヒドロコルチゾン50 mg静注し、その後8時間ごとに24時間まで25 mg投与、通常の投与を再開
高	高度外科的ストレス（食道胃切除術、直腸結腸全摘術、開心術など）	● 朝常用量を内服 ● 麻酔導入前にヒドロコルチゾン100 mg静注し、その後8時間ごとに24時間まで50 mg投与し、1日半量ずつ漸減し常用量まで戻す

Furst DE, Saag KG. Glucocorticoid withdrawal. UpToDate（last updated: Jul 12, 2019.）をもとに作成

中枢神経・

呼吸

循環

血液・凝固

感染

腎臓・電解質

代謝・内分泌

消化管

その他

インスリン

使用のポイント

● 糖尿病を指摘されていない患者でも、外科的侵襲によるカテコラミンの分泌促進、ストレスによる下垂体ホルモン、グルカゴンの分泌亢進により高血糖状態を引き起こしやすくなる。高血糖状態は感染リスクが上昇するとともに、浸透圧利尿が亢進し循環血漿量の低下が生じやすい。

● **重症患者の血糖目標値は一般の糖尿病患者と異なる**点に注意が必要である。経口血糖降下薬は低血糖リスクを上昇させるため、**原則はインスリンで血糖コントロールを行う**。

● インスリンにはさまざまな種類があり、使用方法や用量を誤ると低血糖など重篤な副作用を引き起こすため製剤の特徴を理解しておく。静注は皮下注と比べて効果発現までの時間が早く、作用持続時間が短いので調節しやすい。

血糖の目標値

対象	目標血糖値
一般糖尿病患者	空腹時 130 mg/dL 未満 食後2時間 180 mg/dL 未満
重症患者 (糖尿病患者、非糖尿病患者は問わない)	140 ～ 180 mg/dL

日本糖尿病学会、米国糖尿病学会、米国集中治療医学会の推奨をもとに作成

インスリン製剤の種類と特徴

超速効型インスリン

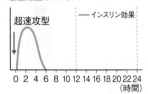

- ●特徴：食後の追加分泌を補充する。バイアル製剤は<u>静注が可能</u>。
- ●効果発現時間：10 〜 20 分
- ●作用持続時間：3 〜 5 時間
- ●使用方法：食事の直前に投与
- ●代表薬：ヒューマログ、ノボラピッド、アピドラ

速効型インスリン

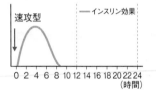

- ●特徴：食後の追加分泌を補充する。バイアル製剤は<u>静注が可能</u>。
- ●効果発現時間：30 分〜 1 時間
- ●作用持続時間：5 〜 8 時間
- ●使用方法：食事の 30 分前に投与
- ●代表薬：ノボリンR、ヒューマリンR

持続型溶解インスリン

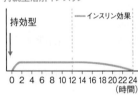

- ●特徴：基礎分泌を補う。
- ●効果発現時間：1 〜 2 時間
- ●作用持続時間：約 24 時間
- ●使用方法：1 日 1 〜 2 回
- ●代表薬：ランタス、ランタスXR、トレシーバ、レベミル

- ● この他、中間型インスリンや混合型インスリンも存在するが、救急・集中治療領域での使用頻度は低いので割愛する。

中枢神経

呼吸

循環

血液・凝固

感染

腎臓・電解質

代謝・内分泌

消化管

その他

自施設の採用薬

インスリン

⑧⑥ インスリン ヒト
（遺伝子組換え）

| 代表的商品名 | ヒューマリンR注(100 単位/mL) |

| 投与経路 | 皮下注 静注 持続 点滴 筋注 |

| 管理区分 | 劇 冷所 2～8℃ |

📍 まずココをおさえよう

この患者に使う

- 高血糖病態（糖尿病性ケトアシドーシス、高浸透圧性高血糖症候群）
- 高カリウム血症に対するグルコース・インスリン療法

ここを観察しよう

❶ 血糖値　　❷ 血清カリウム値（低下する）

投与時のポイント

- 持続インスリン注入時は、低血糖のリスクを考慮して少なくとも4時間ごとの血糖測定が必要である。
- 注射箇所の腫瘤や硬結（インスリンボール）を避けるため、皮下注射の場合は注射箇所を毎回変更する（2～3cm 離す）。

特徴

- 速攻型インスリンであり作用発現は早いが、効果持続時間が短い。
- 血糖補正効果は個人差が大きい。
- ポリ塩化ビニル（PVC）製の輸液バッグや輸液セットに吸着するため、点滴静注する場合は実際に必要なインスリン量は見かけの投与量より少なくなる可能性がある（p.300 参照）。

もう少し詳しくみてみよう

薬効薬理

- 肝臓におけるブドウ糖新生の抑制、肝臓・筋肉におけるグリコーゲンの合成促進、肝臓における解糖系の促進により血糖降下作用を示す。
- インスリンがブドウ糖を細胞内に取り込んで血糖値を下げる過程で、血清中のカリウムが同時に細胞内に取り込まれ血清カリウム値を低下させる。

作用発現時間

皮下注 15〜30分(ピーク効果2.5〜5時間)

静注 約5分

作用持続時間

皮下注 4〜12時間

静注 2〜6時間

用法用量

持続 点滴 0.025〜0.1単位/kg/時間の速度をめやすに投与を開始し、注入速度を調節する。

静注 皮下注 筋注 血糖値に応じて4〜20単位を食前に皮下注または静注または筋注する。

- **グルコース・インスリン療法(GI療法)**

  ブドウ糖5gに対してインスリン1単位を静注する。

  例) 静注 50%ブドウ糖液40mLにインスリン4単位を混注し静注する。

配合変化

- 試料:ヒューマリンR注
- 規格pH:7.0〜7.8
- 主な配合不可薬剤

  オメプラール注用:不溶物析出(15分)

  ハンプ注射用:白濁(直後)

  プリンペラン注射液:白濁(3時間)

  ペルジピン注射液:白濁(直後)

その他

- 低血糖リスクを避けるため、ICUでは血糖値140〜180mg/dL程度を目標とする。

中枢神経

呼吸

循環

血液・凝固

感染

腎臓・電解質

代謝・内分泌

消化管

その他

甲状腺疾患治療薬

使用のポイント

● 甲状腺疾患には甲状腺ホルモンが不足する甲状腺機能低下症と、逆に甲状腺ホルモンが過剰になる甲状腺機能亢進症があり、緊急性の高い救急疾患として粘液水腫性昏睡、甲状腺クリーゼがある。

● 粘液水腫性昏睡は、重症の甲状腺機能低下症をもとに起こる内分泌緊急症である。主な治療薬は甲状腺ホルモン製剤（T4 製剤：レボチロキシン、T3 製剤：リオチロニン）であるが確立されたものはない。また、副腎不全が否定されるまでは副腎皮質ステロイドの補充を行う。

● 甲状腺クリーゼは、主に未治療ないしコントロール不良のバセドウ病患者に、何らかの誘因が加わって発症する多臓器不全を特徴とする内分泌緊急症の１つである。薬物治療としては抗甲状腺薬、副腎皮質ステロイド、無機ヨードの併用を行う。

粘液水腫性昏睡の薬物治療

分類	薬剤	用法用量
甲状腺ホルモン製剤	T4製剤：レボチロキシン	初期用量 200〜400 μg 点滴静注 その後、50〜100 μg を連日投与
	T3製剤：リオチロニン	初期用量 5〜20 μg 点滴静注 その後、8時間ごとに 2.5〜10 μg を連日投与(本邦では経口製剤のみ承認されている)
副腎皮質ステロイド	ヒドロコルチゾン	100 mg 8時間ごと 副腎不全が否定されるまで

Ross DS. Myxedema coma. UpToDate(last updated: Mar 09, 2021.)をもとに作成

バセドウ病による甲状腺クリーゼにおいて推奨する画像検査、血液検査、ならびに初期治療

発熱・脱水や心不全・ショックの治療のため静脈ルートを確保

心電図モニター
胸部X線
頭部単純CT／頭部MRI

血液検査：血算、凝固、生化学、炎症反応、FT4、FT3、TSH、TRAb、BNP、血液ガス、APACHE II、SOFAスコアで重症患者を選別

血糖値、電解質、腎機能に応じて適切な輸液

チアマゾール30 mg/日 点滴静注[1)]
または60 mg/日経口、または
プロピルチオウラシル 600 mg/日経口

ヒドロコルチゾン 300 mg/日静注
または
デキサメタゾン 8 mg/日静注[3)]

ヨウ化カリウム 200 mg/日、または内服用ルゴール液で同等量[2)]

甲状腺クリーゼ確実例、疑い例は集中管理治療が可能な施設へ転送

1) 意識障害患者や消化管機能不全患者では、チアマゾールの注射薬が望ましい。入手不能な場合は経口、胃管、または経腸投与する。
2) 無機ヨウ素薬の必要量は20 mg程度と推定されるが、十分量を確保するため1日あたり200 mg以上を投与する。有機化されるのを防ぐため、抗甲状腺薬投与後1時間以上あけるとの記載が成書にあるが、ヨウ素自体に有機化抑制作用があるため重症患者ではすみやかに投与すべきである。
3) ヒドロコルチゾン100 mgを8時間ごとに静注、またはデキサメタゾンを8mg/日を静注する。

Satoh T et al：2016 Guidelines for the management of thyroid storm from The Japan Thyroid Association and Japan Endocrine Society(First edition). *Endocr J* 2016；63：1025-1064. より改変
日本甲状腺学会, 日本内分泌学会編：甲状腺クリーゼ診療ガイドライン2017. 南江堂, 東京, 2017：93. より転載

甲状腺疾患

中枢神経

呼吸

循環

血液・凝固

感染

腎臓・電解質

代謝・内分泌

消化管

その他

甲状腺疾患治療薬

------- 自施設の採用薬 -------

❽❼レボチロキシン

代表的商品名 チラーヂンS静注液(200 mg/ 1 mL)*、

チラーヂンS錠、チラーヂンS散

投与経路 静注 点滴 経口　管理区分 劇

* 製剤写真の例

📍まずココをおさえよう

この患者に使う

● 甲状腺機能(甲状腺ホルモン分泌)が低下している場合

ここを観察しよう

❶ 循環障害(動悸、脈拍増加、不整脈など)

❷ 副腎不全症状(低血圧、低血糖など)

投与時のポイント

● 経口製剤の場合、鉄剤や亜鉛含有胃潰瘍薬、血清カリウム
抑制剤などの吸着剤との同時投与は避ける。

➡レボチロキシンの吸収が低下するため。

特徴

● 過量投与の場合は循環障害(甲状腺機能亢進症の症状)がみ
られることがある。

● 経口での吸収は不安定でありばらつきがある。

➡粘液水腫性昏睡の場合は可能な限り静注製剤を選択する。

● 静注製剤は経口摂取不可能な場合に限る。

● 副腎不全を合併している場合は注意する。

➡ステロイドの代謝が亢進され副腎不全が増悪するため、先行
してステロイドの補充を行う。

📍 もう少し詳しくみてよう

薬効薬理
- 末梢組織でトリヨードサイロニン(T3)に代謝された後、甲状腺ホルモン受容体に結合することにより、エネルギー代謝、タンパク質代謝、脂質代謝の調整などの生理作用をもたらす。

作用発現時間
[経口] 3～5日(ピークは4～6週間かかることもある)
[静注] 6～8時間以内

作用持続時間
T4の半減期:9～10日(甲状腺機能低下症の患者)

吸収率と換算
- 40～80% ● 換算 [経口] 100 μg ≒ [静注] 75 μg

用法用量
- 原発性甲状腺機能低下症
  [経口] 少量から開始し25～400 μgを1日1回経口投与する。
  [静注] [点滴] 25 μgから投与を開始し、50～150 μgを維持用量として1日1回、**20分程度かけて緩徐に静注または点滴静注。**
  ※1 mLを生理食塩液100 mLで希釈しよく混和する。

- 粘液水腫性昏睡
  [静注] [点滴] 初期用量200～400 μgを20分程度かけて緩徐に静注または点滴静注。その後、内服へ移行できるようになるまで50～100 μgを連日投与する。

配合変化
- 試料:チラーヂンS静注液
- 規格 pH:9.0～11.0
- 主な配合不可薬剤:不明(試験実施なし)

その他
- 甲状腺ホルモン(T4)の生体内半減期は約1週間であるため、周術期などの短期間であれば休薬しても問題ないと考えられる。

甲状腺疾患治療薬

⑧⑧ チアマゾール

代表的商品名 メルカゾール注(10 mg/ 1 mL)*、メルカゾール錠

投与経路 静注 筋注 皮下注 経口 　管理区分 ―

*製剤写真の例

📍 まずココをおさえよう

この患者に使う

● 甲状腺ホルモンが亢進している状態(甲状腺機能亢進症を伴う甲状腺腫)

ここを観察しよう

❶ 無顆粒球症の症状(咽頭痛、発熱など)

❷ 肝障害(黄疸、全身けん怠感、吐き気、食欲不振など)

❸ 皮疹(搔痒感、紅斑など)

投与時のポイント

● 経口での吸収率がよいため、通常は静注と経口は同じ用量で投与できる。

● 甲状腺クリーゼの場合は消化管吸収障害が起きるため、経口の場合は静注の2倍量が必要となる。

特 徴

● 重篤な無顆粒球症が2か月以内に現れる可能性がある。

➡投与開始後2か月間は原則として2週に1回、それ以降も定期的に血液検査を行う。

📍もう少し詳しくみてみよう

薬効薬理

● ヨードサイロシンのトリヨードサイロニン(T3)、サイロキシン(T4)
への縮合を阻害することによって甲状腺ホルモンの生成を阻害し、
基礎代謝亢進を著しく抑制する。

作用発現時間	作用持続時間
12〜18 時間	36〜72 時間

吸収率と換算

● 93% ● 換算 [経口] 10 mg ≒ [静注] 10 mg

※甲状腺クリーゼの場合 ● 換算 [経口] 20 mg ≒ [静注] 10 mg

用法用量

● 甲状腺機能亢進症

[静注] [筋注] [皮下注] [経口]

初期量：30〜60 mg/ 日を投与する。

甲状腺機能亢進状態が改善すれば 1〜4 週ごとに漸減する。

維持量：5〜10 mg/ 日を投与する。

● 甲状腺クリーゼ

[静注] 30 mg/ 日を投与する。

[経口] 60 mg/ 日を複数回分割して投与する。

配合変化

● 試料：メルカゾール注

● 規格 pH：4.5〜8.0

● pH 変動試験

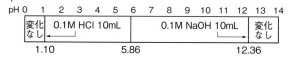

● 主な配合不可薬剤：−

中枢神経

呼吸

循環

血液・凝固

感染

腎臓・電解質

代謝・内分泌

消化管

その他

文献

1) 各種添付文書・インタビューフォーム

2) 日本集中治療医学会・日本救急医学会合同 日本版敗血症診療ガイドライン 2020 特別委員会：日本版敗血症診療ガイドライン2020. 日本集中治療医学会雑誌 2021；28（Suppl）.

3) 日本糖尿病学会：糖尿病診療ガイドライン2019. 南江堂，東京，2019.

4) 日本循環器学会，日本小児循環器学会，日本心臓血管外科学会，他：循環器病の診断と治療に関するガイドライン（2007-2008年度合同研究班報告）循環器医のための心肺蘇生・心血管救急に関するガイドライン. 2009.

5) 日本甲状腺学会，日本内分泌学会編：甲状腺クリーゼ診療ガイドライン2017. 南江堂，東京，2017.

8

消化管

中枢神経

呼吸

循環

血液・凝固

感染

腎臓・電解質

代謝・内分泌

消化管

その他

ストレス潰瘍予防・消化性潰瘍治療薬

使用のポイント

● 重症患者のほとんどはストレスに起因する消化管粘膜傷害を受けることが知られており、まれに重大な出血を引き起こすことがある。

● ストレス潰瘍の予防や消化性潰瘍の治療として主にプロトンポンプ阻害薬(PPI)、ヒスタミン2受容体拮抗薬(H2RA)が頻用される。

● PPIやH2RAは院内肺炎や*Clostridioides(Clostridium) difficile* 感染症、血球減少などのリスクを上昇させる可能性がある。特に予防として使用する場合には必要かどうか吟味することが大切である。

● リスク因子がなくなったときや集中治療室退出時などでは、継続する必要性を再度検討することが重要である。

ストレス潰瘍予防の必要な患者

● 明確な基準はないのが現状であるが、古くから 1999 年の米国医療薬剤師会のガイドラインを参考にされることが多い。
● 特に人工呼吸管理中の患者、凝固障害のある患者はリスクが高いとの報告が多く、この場合には積極的に予防を行ってもよいと考えられる。

ストレス潰瘍リスク因子

一般的な ICU 患者

1つでも該当すれば予防投与を推奨	2つ以上該当すれば予防投与を推奨
□ 凝固障害 （血小板数 < 5 万 /μL、INR>1.5、APTT> 基準の2倍） □ 48 時間以上の人工呼吸器管理 □ 1 年以内の上部消化管潰瘍または出血の既往	□ 敗血症 □ ICU 滞在 > 1 週間 □ 持続する潜血≧6日 □ ステロイドの使用 （ヒドロコルチゾン換算 >250 mg）

特殊な病態患者

1つでも該当すれば予防投与を推奨
□ 頭部外傷（GCS ≦ 10 もしくは 簡単な従命にも従えない） □ 熱傷（熱傷面積> 35%） □ 肝部分切除 □ 多発外傷（ISS ≧ 16） □ 臓器移植の周術期 □ 肝不全 □ 脊髄損傷

ASHP Therapeutic Guidelines on Stress Ulcer Prophylaxis. *Am J Health Syst Pharm* 1999; 56: 347-379. をもとに作成

ストレス潰瘍・消化性潰瘍

自施設の採用薬

ストレス潰瘍予防・消化性潰瘍治療薬

❽ オメプラゾール

代表的商品名	オメプラゾール注射用(20 mg)*、オメプラール錠

| 投与経路 | 静注 | 点滴 | 経口 | 管理区分 | ー |

＊製剤写真の例

🔵 まずココをおさえよう

この患者に使う

● 上部消化管出血の治療
● ストレス潰瘍予防

ここを観察しよう

❶ 消化器症状(下痢)
❷ 血小板減少(特に投与開始7日目以降)
❸ 肺炎症状

投与時のポイント

● **配合変化が多い**ので、投与前後でルートをフラッシュする。
● **生理食塩液または5%ブドウ糖液で希釈**する。

特 徴

● ヒスタミン2受容体拮抗薬(H2RA)と比較して**効果発現は遅いが、作用持続時間は長い**。
● *Clostridioides*(*Clostridium*) *difficile* 感染症とは別に、水様性下痢を特徴とした膠原線維性大腸炎(コラーゲン性大腸炎)を起こす可能性がある。

　➡ 下痢が持続している場合は中止や H2RA への変更を検討する。

📍 もう少し詳しくみてみよう

薬効薬理
- 胃酸分泌反応に関与しているプロトンポンプのはたらきを阻害し、各種酸分泌刺激物質による胃酸分泌を強く抑制する。

作用発現時間
- 約1時間(ピーク効果:約2時間)

作用持続時間
- 最大72時間、24時間で最大効果の50%に低下
- 胃酸分泌能は3〜5日かけて徐々に戻る。

吸収率と換算
- 30〜40%　●換算 経口 40 mg ≒ 静注 20 mg

用法用量
静注 点滴

　1回20 mgを1日2回、20〜50 mLに希釈して緩徐に静注または点滴静注する。

　経口 1回10〜20 mgを1日1〜2回経口投与する(適応により用法用量は異なる)。

配合変化
- 試料:オメプラール注用
- 規格pH:9.5〜11.0
- pH変動試験

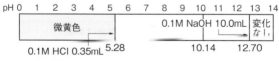

pH 0　1　2　3　4　5　6　7　8　9　10　11　12　13　14

微黄色　／　0.1M NaOH 10.0mL　変化なし

0.1M HCl 0.35mL 5.28　　　10.14　12.70

- 主な配合不可薬剤

アザクタム注射用	変色(直後)
アドナ注	結晶析出(直後)
アミノレバン点滴静注	含量低下(直後)
ヴィーンD輸液	含量低下(直後)

中枢神経

呼吸

循環

血液・凝固

感染

腎臓・電解質

代謝・内分泌

消化管

その他

ヴィーン 3G 輸液	変色(15 分)
エレメンミック注	不溶物析出(直後)
セファメジン α 注射用	結晶析出(1 時間)
ソリタ -T1 号輸液	含量低下・変色(直後)
ソリタ -T3 号輸液	変色・懸濁(直後)
ソル・メドロール静注用	結晶析出(直後)
ドブトレックス注射液 100 mg	不溶物析出(直後)
トランサミン注	結晶析出(直後)
ドルミカム注射液	不溶物析出(直後)
パンスポリン静注用	変色(15 分)
ピーエヌツイン - 2 号輸液	含量低下(直後)
ビソルボン注	懸濁(直後)
ビタシミン注射液	結晶析出(直後)
ビタメジン静注用	変色(直後)
ヒューマリン R 注	不溶物析出(15 分)
フィジオゾール 3 号液	変色(直後)
フルカリック 2 号輸液	含量低下(直後)
ペントシリン注射用	結晶析出(1 時間)
ポタコール R 輸液	含量低下・変色(1 時間)
注射用マキシピーム	含量低下(直後)
ミネラリン注	結晶析出(直後)
EL 3 号輸液	含量低下(直後)
KN 3 号輸液	含量低下(直後)

PPI と H2RA の違い

PPI と H2RA は厳密には作用機序が異なるものの、結果的には胃酸の分泌を抑制することによる効果を示す薬である。両者は排泄経路や作用時間などに違いがみられる。

PPI と H2RA の特徴

	PPI	H2RA
代表的薬剤	オメプラゾール(オメプラール) ランソプラゾール(タケプロン) エソメプラゾール(ネキシウム) ラベプラゾール(パリエット) ボノプラザン(タケキャブ)*	ファモチジン(ガスター) シメチジン(タガメット)
排泄経路	肝代謝 ➡相互作用に注意	腎排泄 ➡腎機能によって投与量調節が必要
制酸作用	>	
作用発現時間	遅い*	早い
作用持続時間	長い	短い
薬価	高価	安価

＊ボノプラザン(タケキャブ)は他 PPI と異なり、酸での活性化が必要ではないため、作用発現は早いとされている。

ストレス潰瘍予防薬を服用することによる副作用リスク以外にも、胃酸の分泌が低下することで併用薬の吸収が変動することもあるため、必要性を評価することが重要である。

中枢神経

呼吸

循環

血液・凝固

感染

腎臓・電解質

代謝・内分泌

消化管

その他

-------- 自施設の採用薬 --------

ストレス潰瘍予防・消化性潰瘍治療薬

⑳ ファモチジン

代表的商品名 ガスター注射液(10 mg/ 1 mL、20 mg/ 2 mL)*、
ガスター錠、ガスター散

投与経路 静注 点滴 経口 管理区分 ―

＊製剤写真の例

🔍 まずココをおさえよう

この患者に使う
- 上部消化管出血の治療
- ストレス潰瘍の予防

ここを観察しよう
❶ 不整脈(QT 延長)　❷ 精神神経症状(せん妄、興奮)
❸ 汎血球減少(特に血小板の低下)
❹ 消化器症状(下痢)　❺ 肺炎症状

投与時のポイント
- 緩徐に静注する(**2 分以上かける**)。
  ➡急速静注すると **QT 延長**のリスクとなる。
- 筋肉内注射は可能だが、やむをえない場合のみ必要最小限に行う。

特　徴
- プロトンポンプ阻害薬と比較して**効果発現は早い**が、**作用持続時間は短い**。
- 腎 腎機能低下患者や高齢者では排泄が遅延して、せん妄などのリスクになりうるので用量調整が必要である。
- 蕁麻疹などのアレルギー疾患に対して、ヒスタミン 1 受容体拮抗薬(p.292 参照)と併用する場合がある。

📍 もう少し詳しくみてみよう

薬効薬理
● 胃粘膜壁細胞のH2受容体を遮断することにより胃酸分泌を抑制する。

作用発現時間
[経口] 1時間以内（ピーク効果：1〜3時間以内）

[静注] ピーク効果：30分以内

作用持続時間
[静注] [経口] 10〜12時間　※腎機能低下時は延長する。

吸収率と換算
● 40〜45%　**換算** [経口] 20 mg ≒ [静注] 10 mg

用法用量
[静注] [点滴] 1回20 mgを1日2回、20〜50 mLに希釈して緩
徐に静注または点滴静注する。

※2分以上かけて投与

[経口] 1回20 mgを1日2回経口投与する。

※腎機能低下時は減量が必要

配合変化
● 試料：ガスター注射液

● 規格pH：5.8〜6.2

● pH変動試験

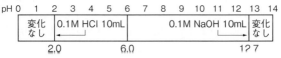

● 主な配合不可薬剤

セファメジンα注射用：白濁（直後）

注射用ソル・メルコート：沈殿（3時間）

ソル・コーテフ注射用：沈殿（1時間）

ペルジピン注射液：白濁（直後）

ラシックス注：結晶析出（24時間）

中枢神経

呼吸

循環

血液・凝固

感染

腎臓・電解質

代謝・内分泌

消化管

その他

制吐薬

使用のポイント

● 悪心・嘔吐は救急患者および入院患者の多くにみられる症状の1つであり、さまざまな病態や薬剤使用により引き起こされる。

● **術後悪心・嘔吐**(postoperative nausea and vomiting：PONV)は術後疼痛と並んで**最も一般的な術後合併症の1つ**である。PONV のリスク評価として Apfel score が広く用いられており、リスクに応じた対策をとることが有効である。

● 本邦において PONV に使用できる制吐薬はドロペリドール(ドロレプタン)、プロクロルペラジン(ノバミン)、メトクロプラミド(プリンペラン)、ドンペリドン坐剤(ナウゼリン)などがあるが、海外に比べて選択肢が少ないのが現状である。

PONV のリスク因子と予測頻度（Apfel score）

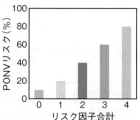

リスク因子	ポイント
女性	1点
非喫煙者	1点
PONV の既往	1点
術後オピオイドの使用	1点
合計	0～4点

Apfel CC, Läärä E, Koivuranta M, et al. A simplified risk score for predicting postoperative nausea and vomiting: conclusions from cross-validations between two centers. *Anesthesiology* 1999; 91: 693-700. をもとに作成

● リスク因子の合計数が多いほど、PONV のリスクは上昇する。

PONV リスク別対応

PONV リスク因子数	リスク分類	対応
該当なし～1つ該当	低リスク	予防は行わない
2つ該当	中リスク	制吐薬を1剤投与
3～4つ該当	高リスク	PONV を起こしにくい麻酔方法の検討 + 制吐薬の複数併用

Lassen K, Soop M, Nygren J, et al. Consensus review of optimal perioperative care in colorectal surgery: Enhanced Recovery After Surgery (ERAS) Group recommendations. *Arch Surg* 2009; 144: 961-969. をもとに作成

制吐薬

中枢神経

呼吸

循環

血液・凝固

感染

腎臓・電解質

代謝・内分泌

消化管

その他

制吐薬

⑨ メトクロプラミド

| 代表的商品名 | プリンペラン注射液(10 mg/ 2 mL)*、プリンペラン錠 |

| 投与経路 | 静注 | 点滴 | 筋注 | 経口 | 管理区分 | － |

＊製剤写真の例

📍 まずココをおさえよう

この患者に使う

● 悪心・嘔吐

● 腹部膨満感

ここを観察しよう

❶ 遅発性ジスキネジア(口周囲の不随意運動)

❷ 不整脈(QT延長)

❸ 錐体外路障害

❹ 悪性症候群

投与時のポイント

● 静注の場合は緩徐に投与する(**1〜2分かける**)。

　⮕ 急速静注で**一過性の激しい不安感、眠気**を引き起こす。

● 1日総投与量は 0.5 mg/kg までとする。

特徴

● ほとんどの組織にすみやかに分布し血液脳関門も通過する。

　⮕ **錐体外路障害**や**悪性症候群のリスク**となる。

● 術後悪心・嘔吐(PONV)に対する予防、治療効果が認められている。

📍 もう少し詳しくみてみよう

薬効薬理
- 胃・十二指腸の運動を亢進する。
- 中枢性嘔吐、末梢性嘔吐のいずれに対しても制吐作用を示す。

作用発現時間
- 経口 30 〜 60 分
- 静注 1 〜 3 分
- 筋注 10 〜 15 分

作用持続時間
- 経口 静注 筋注 1 〜 2 時間

吸収率と換算
- 80% ● 換算 経口 10 mg ≒ 静注 10 mg

用法用量
静注 点滴 筋注

1 回 10 mg を 1 日 1 〜 2 回投与する。

※適宜増減（1 日総投与量は 0.5 mg/kg までとする）

※静注の場合は緩徐に投与する（1 〜 2 分かけて）。

経口 1 日 10 〜 30 mg を 2 〜 3 回に分割して経口投与する。

配合変化
- 試料：プリンペラン注射液
- 規格 pH：2.5 〜 4.5
- pH 変動試験

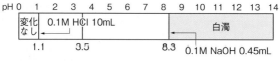

- 主な配合不可薬剤

アデホス -L コーワ注：結晶析出（3 時間）

オメプラール注用：変色（15 分）

セレネース注：結晶析出（3 時間）

注射用ソル・メルコート：沈殿（3 時間）

ヒューマリン R 注：白濁（3 時間）

ラシックス注：白沈（直後）

中枢神経

呼吸

循環

血液・凝固

感染

腎臓・電解質

代謝・内分泌

消化管

その他

文献

1) 日本消化器学会：消化性潰瘍診療ガイドライン2020 改訂第3版. 南江堂, 東京, 2020.
2) 各種添付文書・インタビューフォーム
3) 日本麻酔科学会：麻酔薬および麻酔関連薬使用ガイドライン第3版. 2012.

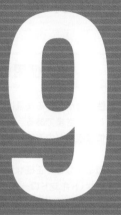

PART

9

その他

中枢神経

呼吸

循環

血液・凝固

感染

腎臓・電解質

代謝・内分泌

消化管

その他

中毒解毒薬・拮抗薬

使用のポイント

● 急性中毒が起きる背景は自殺企図、誤飲、事故による暴露などさまざまである。**薬毒物と服用量、服用した時間などの情報収集が中毒診療を行ううえで重要となる。**

● 意識障害などで正確な服用状況が把握できない場合は、中毒症状（トキシドローム）から中毒起因物質を推定し、可能ならば胃内容物や血液、尿を用いた薬毒物分析を行い特定する。

● 患者の薬歴は有益な情報となる場合がある。

● 中毒の治療は全身管理と対症療法が基本であるが、**特異的な解毒薬・拮抗薬がある場合は有益性を考慮して投与を検討**する。

中毒時に情報収集すべきポイント（MATTERS）

M	Materials	何を飲んだのか？
A	Amount	どれだけの量を飲んだのか？
TT	Time Taken	いつ飲んだのか？
E	Emesis	嘔吐の有無は？
R	Reason	理由は？ 服用しようと思ったきっかけを聴取する
S	Signs and Symptoms	所見や症状は？ 中毒物質を推定する（トキシドローム）

特異的な解毒薬・拮抗薬

中毒起因物質	一般名（代表的な商品名）
アセトアミノフェン	アセチルシステイン
有機リン系農薬	プラリドキシム（パム） アトロピン（p.104 参照）
重金属 （ヒ素、水銀、鉛、銅、金など）	ジメルカプロール（バル）
銅	D- ペニシラミン（メタルカプターゼ）
シアン化合物	チオ硫酸ナトリウム（デトキソール） ヒドロキソコバラミン（シアノキット） 亜硝酸アミル
メタノール	ホメピゾール
ベンゾジアゼピン系睡眠薬	フルマゼニル（アネキセート）
麻薬	ナロキソン
β遮断薬 カルシウム拮抗薬	グルカゴン（グルカゴン G ノボ注射用）

中枢神経

呼吸

循環

血液・凝固

感染

腎臓・電解質

代謝・内分泌

消化管

その他

自施設の採用薬

中毒解毒薬・拮抗薬

⑨② アセチルシステイン

| 代表的商品名 | アセチルシステイン内用液 17.6%（3524 mg/20 mL） |

投与経路 経口　管理区分 —

📍 まずココをおさえよう

この患者に使う

● アセトアミノフェン中毒
（服用量が 7500 mg または 150 mg/kgを超える場合）

ここを観察しよう

❶ 悪心・嘔吐

➡胃出血の危険性がある患者（食道静脈瘤、消化性潰瘍などの患者）では特に注意が必要。

投与時のポイント

● 服用から**8時間以内に投与することが望ましい**（24 時間以内であれば効果が期待できる）。

※アセトアミノフェン血中濃度測定が可能な場合は、Rumack Matthew のノモグラムを参考に投与を決定する（「その他」参照）。

● 活性炭を投与した場合は 1 時間以上間隔をおいてから投与する。

特 徴

● アセトアミノフェンによる肝障害を予防する。

● **特異的なにおい（硫黄臭）、えぐみがある**ため、そのままでの服用が困難である場合はソフトドリンクなどに混ぜるか、あるいは胃管から投与する。

🔍 もう少し詳しくみてみよう

薬効薬理
- 肝臓のグルタチオンの前駆物質としてはたらき、肝障害を引き起こすアセトアミノフェン代謝物（NAPQ1）の代謝を促進させる。

作用発現時間
t_{max}：約 1 時間

作用持続時間
$t_{1/2}$：2.6 時間

用法用量

経口 初回 140 mg/kg、次いで 4 時間後から 70 mg/kg を 4 時間ごとに 17 回、計 18 回経口投与する。

※投与後 1 時間以内に嘔吐した場合は、再度同量を投与する。

その他

Rumack Matthew のノモグラム

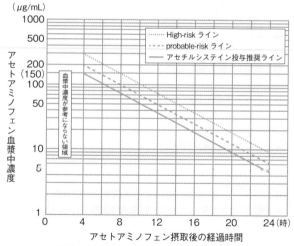

（µg/mL）

アセトアミノフェン血漿中濃度

- High-risk ライン
- probable-risk ライン
- アセチルシステイン投与推奨ライン

血漿中濃度が参考にならない領域

アセトアミノフェン摂取後の経過時間

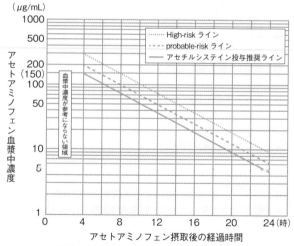

アセチルシステイン内用液 17.6%「あゆみ」添付文書より引用

- アセトアミノフェンの血中濃度が投与推奨ラインより上である場合はアセチルシステインの投与を検討する。
- 摂取後 4 時間までは血中濃度がピークに達していないため参考にならない。

自施設の採用薬

中毒解毒薬・拮抗薬

㊈ プラリドキシム(PAM)

代表的商品名 パム静注(500 mg/20 mL)

投与経路 点滴　管理区分 ―

📍 まずココをおさえよう

この患者に使う

● 有機リン剤による中毒

ここを観察しよう

❶ 嘔吐

❷ 血圧(上昇する)

❸ 脈拍(上昇する)

投与時のポイント

● **なるべく早急に投与**する。

　➡ PAM の作用部位であるリン酸基が変化し効果がなくなる
　　(Aging)。

● **急速投与は心停止のリスク**となる。

　➡ 15 ～ 30 分かけて投与する。

特　徴

● 投与中に実際の血糖値より高値を示すことがある。

● 腎 腎排泄型薬剤であり、腎機能障害患者は血中濃度が上昇する。

● 数日～１週間ほどして中毒症状の遅発・再燃がみられることがあるため長期投与が必要である。

もう少し詳しくみてみよう

薬効薬理

● 有機リン剤のリン酸基と結合することで、有機リン剤とコリンエステラーゼとの結合を競合阻害する。

作用発現時間
t_{max}：5〜15分

作用持続時間
$t_{1/2}$：3〜4時間　※腎機能低下時は延長する。

用法用量

[点滴]

負荷量：30 mg/kg（最大2000 mg）を **15〜30分かけて**点滴静注する。

維持量：8〜10 mg/kg/時（最大650 mg/時）で点滴静注する。

配合変化

● 試料：パム静注

● 規格pH：3.0〜5.0

● pH変動試験

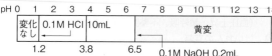

● 主な配合不可薬剤

セファメジンα注射用：白色結晶（直後）

メイロン静注：黄変（直後）

その他

● 数日〜1週間ほどして中毒症状の遅発・再燃がみられ、突然の呼吸停止や、致死的な不整脈を伴う心筋障害が起こることがある（中間症候群）。

● Agingのスピードは有機リン剤の種類によって異なる。

薬物	Agingまでの時間
パラチオン	48時間でもほとんど進まない
マラチオン フェニトロチオン	24〜48時間でほぼ完了
サリン	約5時間で完了

中枢神経

呼吸

循環

血液・凝固

感染

腎臓・電解質

代謝・内分泌

消化管

その他

自施設の採用薬

中毒解毒薬・拮抗薬

❾❹ フルマゼニル

代表的商品名 アネキセート注射液(0.5 mg/ 5 mL)

投与経路 静注 管理区分 劇

🔍 まずココをおさえよう

この患者に使う

● ベンゾジアゼピン系薬剤による鎮静の解除
● ベンゾジアゼピン系薬剤による呼吸抑制の改善

ここを観察しよう

❶ 急激な覚醒に伴う変化
  (血圧上昇、頻呼吸、不整脈、不穏など)
❷ けいれんの有無

投与時のポイント

● 長期間ベンゾジアゼピン系薬剤を投与されているてんかん患者はけいれんが起きる可能性があるため禁忌となっている。
● 患者が安定して再鎮静化する可能性がなくなるまで、少なくとも2時間は監視する。

特 徴

● 作用時間が短いため一時的な覚醒はみられるが、その後再び鎮静化する場合がある。
● 三環系(四環系)抗うつ薬を使用している患者では抗うつ薬の自律神経症状(中毒症状)を増悪させることがある。

🔵 もう少し詳しくみてみよう

薬効薬理

- 中枢性ベンゾジアゼピン受容体に競合的に結合し、ベンゾジアゼピン系薬物に対して拮抗作用を示す。

作用発現時間

[静注] 1～2分(ピーク効果6～10分)

作用持続時間

[静注] 19～50分

用法用量

[静注]

初回0.2 mgを緩徐に(約30秒かけて)静注する。

投与後4分以内に望まれる覚醒状態が得られない場合はさらに0.1 mgを追加投与する。

以後必要に応じて1分間隔で0.1 mgずつ総投与量1 mgまで、ICU領域では2 mgまで投与を繰り返す。

配合変化

- 試料:アネキセート注射液
- 規格pH:3.0～5.0
- pH変動試験

pH 0	1	2	3	4	5	6	7	8	9	10	11	12	13	14

変化なし ← 0.1M HCl 10mL | 10mL 0.1M NaOH | 変化なし

1.25　　　4.11　　　　　　　　　　　　　　　　12.58

- 主な配合不可薬剤

アレビアチン注:わずかな混濁(3時間)

フェノバール注射液:油状物付着(直後)

その他

- 複数の薬物による中毒の場合は、ベンゾジアゼピン系薬剤の効果が逆転すると他の薬物の毒性効果が強く現れる可能性がある。

中枢神経

呼吸

循環

血液・凝固

感染

腎臓・電解質

代謝・内分泌

消化管

その他

中毒解毒薬・拮抗薬

---- 自施設の採用薬 ----

⑨⑤ ナロキソン

代表的商品名 ナロキソン塩酸塩静注 (0.2 mg/ 1 mL)

投与経路 静注 持続 　 管理区分 劇

📍 まずココをおさえよう

この患者に使う

● オピオイドによる呼吸抑制ならびに覚醒遅延の改善
● 急性オピオイド中毒

ここを観察しよう

❶ 血圧(上昇する)
❷ 脈拍(上昇する)
❸ 悪心・嘔吐
❹ 疼痛

投与時のポイント

● **急性離脱症状**(痛み、頻脈、高血圧、発熱、発汗、下痢、嘔吐、興奮など)が現れることがある。

→**少量ずつ投与する**(「用法用量」参照)。

特 徴

● ナロキソンの作用はほとんどのオピオイドの作用よりも短いため、通常は反復投与が必要となる。
● 呼吸抑制に対する拮抗作用の強さは、鎮痛作用に対する拮抗作用に比べて強いため、通常は鎮痛作用を減弱することなく、呼吸抑制を寛解する。
● 麻薬による鎮静状態、低血圧にも拮抗する。

📍 もう少し詳しくみてみよう

薬効薬理

● オピオイド受容体においてオピオイドの作用を競合的に拮抗することで、これらの薬物に起因する呼吸抑制などの副作用を改善する。

作用発現時間

静注 約2分
　　　ピーク5〜15分

作用持続時間

静注 約20〜60分
　　　※30分で効果は著明に減少する。

用法用量

● オピオイドによる呼吸抑制・覚醒遅延

静注 初回1回0.04〜0.08 mgを静注する。
　　　その後、症状の再燃に合わせて30〜60分ごとに複数回投与する（添付文書上では1回0.2 mgだが、急性離脱症状を避けるため少量投与が推奨される）。

持続 ※遷延性呼吸抑制の場合2〜10 μg/kg/時（50 kgの場合0.2〜1.0 mg/時）で持続点滴する。

● 急性オピオイド中毒

初回1回0.4〜2.0 mgを静注する。必要に応じてさらに2〜3分間隔で繰り返し投与する。
※総量10 mgを投与しても改善がみられない場合は、ナロキソンに反応しない別の薬物疾患を原因として疑う。

配合変化

● 試料：ナロキソン塩酸塩静注0.2 mg「第一三共」
● 規格pH：3.0〜4.5
● 主な配合不可薬剤：データなし

その他

● 胸腹部大動脈手術時などで生じる脊髄虚血に対して脊髄保護作用を期待して使用される場合もあるが、現時点で有効性は不確実である（使用する場合は1.0 μg/kg/時で持続投与する）。

中枢神経

呼吸

循環

血液・凝固

感染

腎臓・電解質

代謝・内分泌

消化管

その他

中毒解毒薬・拮抗薬

自施設の採用薬

⑨⑥活性炭

代表的商品名 薬用炭

投与経路 経口　管理区分 ー

📍まずココをおさえよう

この患者に使う

● 薬毒物中毒

ここを観察しよう

❶ 嘔吐・誤嚥　　❷ 排便状況

投与時のポイント

● なるべく早期に開始する(薬毒物摂取後1時間以内が理想)。

● 投与後1時間以内に嘔吐した場合、初回量の半分を再投与する。

● 必ず緩下剤を併用する。

→ 35%程度に希釈したソルビトール溶液やクエン酸マグネシウム(マグコロールP)を用いる。

緩下剤投与後6〜8時間で排便がない場合は初回の半量を繰り返し投与する。

● 腸管閉塞、消化管穿孔では禁忌である。

● 腸管運動を抑制する薬剤服用時や麻痺性イレウス時は相対的禁忌である。

特徴

● 無味無臭であるが、ザラザラ感があり経口摂取は不快である。

→服用困難時は経鼻胃管より投与する。

● 活性炭投与が有効とされる薬剤は「その他」を参照。

📍 もう少し詳しくみてみよう

薬効薬理

● 活性炭は多くの物質と結合する吸着剤であり、それ自身は消化管から体内に吸収されないため、服用した中毒物質の吸収を減少させる。

作用発現時間

–

作用持続時間

–

用法用量

(経口)

成人：1回50〜100 gを水300〜500 mLに懸濁して経口投与する。

小児：1回25〜50 g(1歳未満は1 g/kg)を生理食塩液10〜20 mL/kgに懸濁して経口投与する。

※経胃管チューブを使用すると容易である。

※反復投与では初回の半量を2〜6時間ごとに投与する。

その他

● 活性炭投与が有効な薬剤

単回投与が有効	繰り返し投与が有効
● アスピリン	● テオフィリン
● アセトアミノフェン	● 三環系抗うつ薬
● バルビツレート	● フェノバルビタール
● フェニトイン	● フェノチアジン系薬
● テオフィリン	● オピオイド
● 三環系抗うつ薬	● カルシウム拮抗薬
● 四環系抗うつ薬	● 抗コリン薬
	● カルバマゼピン
	● フェニトイン
	● アスピリン
	● バルプロ酸
	● ジギタリス製剤

中枢神経

呼吸

循環

血液・凝固

感染

腎臓・電解質

代謝・内分泌

消化管

その他

---------- 自施設の採用薬 ----------

中毒解毒薬・拮抗薬

❾⃝ グルカゴン

代表的商品名 グルカゴンGノボ注射用（1mg）

投与経路 静注 持続 筋注 管理区分 劇 冷所 1〜15℃

📍 まずココをおさえよう

この患者に使う

● β遮断薬、カルシウム拮抗薬使用中の低血圧および徐脈
● アドレナリン不応性のアナフィラキシーショック
● 低血糖時の救急処置

ここを観察しよう

❶ 血圧　　❷ 脈拍　　❸ 血糖値
❹ 悪心・嘔吐　　❺ カリウム値（低下する）

投与時のポイント

● 投与後のリバウンド、インスリン分泌促進作用により2次的に**低血糖**を起こすことがある。
● 目的に応じて投与量が異なる（「用法用量」参照）。

特　徴

● カテコラミン製剤やアトロピンでも改善しない低血圧や徐脈に対して考慮される。
● β受容体を介さずに心臓における陽性変力・陽性変時作用を示す。
　➡ β遮断薬中毒に対しては第1選択薬である。

📍 もう少し詳しくみてみよう

薬効薬理

● 肝臓のアデニル酸シクラーゼを活性化させ、細胞内 cAMP 濃度を上昇させる。これにより、消化管運動抑制、成長ホルモンの分泌促進、肝臓におけるグリコーゲン分解と糖新生、インスリン分泌促進、心臓における陽性変力・陽性変時作用などを示す。

作用発現時間

静注 血糖上昇作用：15 〜 30 分

作用持続時間

静注 $t_{1/2}$：8 〜 18 分

筋注 $t_{1/2}$：26 〜 45 分

用法用量

● β遮断薬、カルシウム拮抗薬使用中の低血圧および徐脈

静注 持続

初回 3 〜 10 mg を静注し、その後 3 〜 5 mg/ 時で持続静注する。

● アドレナリン不応性のアナフィラキシーショック

静注 持続

初回 1 〜 5 mg を静注し、その後 0.3 〜 0.9 mg/ 時で持続静注する。

● 低血糖時の救急処置

静注 筋注

1 mg を 1 mL の注射用水に溶解し、静注または筋注する。

配合変化

● 試料：グルカゴン G ノボ注射用
● 規格 PH：2.5 〜 3.5
● 主な配合不可薬剤：データなし

中枢神経

呼吸

循環

血液・凝固

感染

腎臓・電解質

代謝・内分泌

消化管

その他

抗アレルギー薬

使用のポイント

- 食物、花粉、ハウスダストなど何らかの原因により体内のアレルギーを引き起こす物質が放出されることで蕁麻疹、皮膚炎、喘息などのアレルギー症状が現れる。

- H1受容体拮抗薬(H1 receptor antagonist：H1RA)はヒスタミンのはたらきを抑えることでアレルギー症状を改善する。また、中枢に移行し鎮静や催眠作用を引き起こす。

- 抗コリン作用をもつため口渇や尿閉、頻脈などの副作用が現れることがある。

- 薬疹とは体内に摂取された薬剤やその代謝産物により誘発される皮膚・粘膜の発疹のことである。

- 発疹を見つけた際は薬疹の可能性を考え、薬剤投与歴などを詳しく聴取する必要がある。特に抗菌薬や造影剤、局所麻酔薬、筋弛緩薬、輸血などでの発症頻度が高い。

- 薬疹を起こす機序として最も多いのは遅発型のIV型アレルギー、次いで即時型のI型アレルギーである。発症までの時間や症状によって被疑薬の特定を行う。

アレルギー反応の分類（Coombs & Gell）

タイプ	即時型	遅発型		
アレルギー型	Ⅰ型	Ⅱ型	Ⅲ型	Ⅳ型
発症時間	数分～数時間	72時間以降	10～21日	7～14日
症状	蕁麻疹 血管浮腫 瘙痒感	血尿 尿タンパク	結節性紅斑 薬剤熱 間質性腎炎 リンパ節腫脹 脾腫 関節痛	斑状丘疹 固定薬疹 接触性皮膚炎
重症型	アナフィラキシー			SJS/TEN DIHS/DRESS AGEP
治療	**アドレナリン** **H1RA** H2RA 吸入β₂刺激薬 ステロイド			**ステロイド** 免疫グロブリン 免疫抑制薬 血漿交換療法

H1RA：ヒスタミン1受容体拮抗薬、H2RA：ヒスタミン2受容体拮抗薬
SJS：Stevens-Johnson syndrome；スティーブンス・ジョンソン症候群
TEN：Toxic epidermal necrolysis；中毒性表皮壊死症
DIHS/DRESS：Drug-induced hypersensitivity syndrome/Drug reaction with eosinophilia and systemic symptoms；薬剤性過敏症症候群
AGEP：acute generalized exanthematous pustulosis；急性汎発性発疹性膿疱症

● まず原因と考えられる薬剤を中止することが最も重要である。

● Ⅰ型アレルギーの重症型であるアナフィラキシーの第1選択薬は「㉖アドレナリン」であり最優先に投与される。アドレナリン以外ではH1RAや「⑳吸入β₂刺激薬」、ステロイド（p.242参照）などが適応となる。

● Ⅳ型アレルギーの重症型であるスティーブンス・ジョンソン症候群、中毒性表皮壊死症（TEN）などでは、ステロイドパルス療法や免疫グロブリン療法、血漿交換療法など全身管理を行う。

中枢神経

呼吸

循環

血液・凝固

感染

腎臓・電解質

代謝・内分泌

消化管

その他

自施設の採用薬

抗アレルギー薬

ⓢd-クロルフェニラミン

| 代表的商品名 | ポララミン注（5mg/ 1mL）*、ポララミン錠 |

| 投与経路 | 静注 | 筋注 | 皮下注 | 経口 | 管理区分 | ー |

* 製剤写真の例

📍 まずココをおさえよう

この患者に使う

● 蕁麻疹、瘙痒などのアレルギー症状
● アナフィラキシーの皮膚症状

ここを観察しよう

❶ 過鎮静、眠気
❷ 口渇
❸ 排尿困難、尿閉
❹ 血圧（上昇することがある）

投与時のポイント

● 眠気などの**中枢抑制作用**が強く出る可能性がある。
　➡転倒に注意する。
● 口渇、排尿困難、眼圧上昇などの**抗コリン作用**が強く出る
　可能性がある。
　➡閉塞隅角緑内障、前立腺肥大症の患者は禁忌。

特徴

● 半減期が長く、**作用持続時間は長い**。
● アナフィラキシー時の皮膚症状に対して補助的に使用する。
● アナフィラキシー時の**呼吸症状には無効**である。

🔎 もう少し詳しくみてみよう

薬効薬理

● ヒスタミンと競合的に拮抗することにより、ヒスタミンの作用（細血管の拡張、大血管の収縮、毛細血管透過性亢進、血圧低下、気管支および胃腸管平滑筋の収縮、知覚神経終末刺激による痒みや痛みの発生）を阻害する。

作用発現時間　　　　作用持続時間

(静注) t_{max}：投与直後　　$t_{1/2}$：14〜24時間

吸収率と換算

● 25〜50%　● 換算 (経口) 10 mg ≒ (静注) 5 mg

用法用量

(静注) (筋注) 皮下注

1回5 mgを1日1回静注、筋注または皮下注する。

(経口)

普通錠：1回2 mgを1日1〜4回経口投与する。

徐放錠：1回6 mgを1日2回経口投与する。

　　　※年齢、症状に応じて適宜増減する。

配合変化

● 試料：ポララミン注
● 規格pH：4.0〜6.0
● 主な配合不可薬剤

セレネース注	結晶析出（3時間）
ソル・コーテフ注射用	結晶析出（直後）
ソル・メドロール静注用	結晶析出（直後）
デキサート注射液	淡黄色澄明（3時間）

中枢神経

呼吸

循環

血液・凝固

感染

腎臓・電解質

代謝・内分泌

消化管

その他

------- 自施設の採用薬 -------

抗アレルギー薬

⑨⑨ヒドロキシジン

代表的商品名 アタラックス -P 注射液(25 mg/ 1 mL、50 mg/ 1 mL)
投与経路 静注 点滴 筋注 管理区分 ー

📍まずココをおさえよう

この患者に使う
● 不安、緊張、抑うつ、不眠
● 蕁麻疹、皮膚疾患による掻痒
● 術前・術後の悪心・嘔吐
● めまい

ここを観察しよう
❶ ふらつき・意識状態　　❷ 口渇　　❸ QT 延長

投与時のポイント
● 急速静注は避ける(25 mg/ 分を超えない)。
　➡静脈炎のリスクがある。
● 筋注により、注射部位の硬結、潰瘍が現れることがある。

特　徴
● 第 1 世代抗ヒスタミン薬であり、H1 拮抗作用、中枢抑制作用、抗嘔吐作用、抗コリン作用を併せもつ。
● 作用時間が長いため、ふらつきなどによる転倒に注意を要する。
● 腎 代謝物のセチリジン、アクリバスチンは腎排泄型薬剤であるため、腎機能が低下した患者は作用が遷延する可能性がある。

📍 もう少し詳しくみてみよう

薬効薬理

- 中枢抑制作用(視床、視床下部、大脳辺縁系などの皮質化レベルの抑制)により抗不安、鎮静作用を示す。
- 制吐作用、抗アレルギー作用を示す。

作用発現時間　　作用持続時間

(筋注) 迅速　　蕁麻疹：2〜36時間
　　　　　　　　搔痒の抑制：1〜12時間
　　　　　　　　※腎機能低下時は延長する。

用法用量

(静注)(点滴) 1回25〜50mgを緩徐に静注または点滴静注する。
　　　　※25mg/分を超えない(点滴静注が望ましい)。

(筋注) 1回50〜100mgを筋注する。

配合変化

- 試料：アタラックス-P注射液
- 規格pH：3.0〜5.0
- pH変動試験

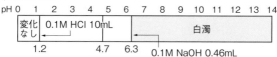

主な配合不可薬剤

カルチコール注射液8.5%	微白濁(経時)
セファメジンα注射用	白濁(配合時、振り混ぜた後無色澄明)
セレネース注	白沈(3時間)
ソル・コーテフ注射用	結晶析出(直後)
トランサミン注	混濁(直後)
メイロン静注	白色混濁(直後)
リンゲル液	微濁(詳細不明)

中枢神経

呼吸

循環

血液・凝固

感染

腎臓・電解質

代謝・内分泌

消化管

その他

文献

1) 各種添付文書・インタビューフォーム

2) 日本中毒情報センター監修：農薬中毒の症状と治療法 第17版. 農薬工業会, 2018.

3) 日本麻酔科学会：麻酔薬および麻酔関連薬使用ガイドライン第3版. 2012.

4) 日本緩和医療学会 緩和医療ガイドライン作成委員会編：がん疼痛の薬物療法に関するガイドライン2020年版. 金原出版, 東京, 2020.

5) 日本中毒学会ホームページ：中毒情報・資料
https://jsct-web.umin.jp/shiryou/（2021.6.1アクセス）

6) 日本アレルギー学会監修, Anaphylaxis対策特別委員会編：アナフィラキシーガイドライン. 2014.

7) 日本皮膚科学会蕁麻疹診療ガイドライン改定委員会：蕁麻疹診療ガイドライン2018. 日本皮膚科学会雑誌 2018；128（12）：2503-2624.

8) 重症多形滲出性紅斑ガイドライン作成委員会：重症多形滲出性紅斑スティーヴンス・ジョンソン症候群・中毒性表皮壊死症診療ガイドライン. 日本皮膚科学会雑誌 2016；126（9）：1637-1685.

配合変化の知識

配合変化とは？

2種類以上の注射薬を混合した際に性状が変化し、変色や白濁、沈殿を生じたり、薬剤の成分が分解してしまう現象

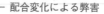

配合変化による弊害

- 点滴ルートが閉塞する
- 結晶が体内に蓄積する
- 薬効が落ちる
- 医療資源の損失

注射剤は単独での使用を前提に開発された製剤であり、各剤混合によって生じる弊害への対応策は考えられていません。

配合変化の事前の予測を行うには、配合変化の要因、物理的特性や化学的特性を理解し、特に注意を要する薬剤を把握しておくことが重要です。

薬剤師が対応することが多いですが、混注の手技などの少しの工夫で防げるものもあり、看護師のみなさんもぜひ知っておきましょう。

配合変化の要因と対応

● 配合変化は、主に「物理的要因によるもの」「化学的要因(化学反応)によるもの」「その他」に分類される。

物理的要因	化学的要因(化学反応)	その他の要因
❶ 溶解性 ❷ 吸着 ❸ 可塑剤の溶出	❶ pH 変化による溶解度の変化 ❷ 濃度 ❸ 酸 - 塩基反応 ❹ 酸化還元反応 ❺ 光分解 ❻ 加水分解 ❼ 凝析・塩析	❶ 着色

物理的要因❶ 溶解性

● 水溶性の有機溶媒(エタノール、グリセリン、プロピレングリコールなど)で有効成分を溶液化している薬剤は、水性の薬剤との混合で溶解度が低下し、主成分が析出することがある。

溶解性のある代表的薬剤

- ジアゼパム(セルシン注射液、ホリゾン注射液)
  → 対応 希釈せず、単独投与を推奨する。

物理的要因❷ 吸着

● ポリ塩化ビニル(polyvinyl chloride:PVC)を含む輸液セットに薬剤が吸着し、力価が低下してしまう現象。

PVCに吸着する代表的薬剤

- アミオダロン(アンカロン)
- ニトログリセリン(ミリスロール)
- 一硝酸イソソルビド(ニトロール)
- インスリン(ヒューマリンなど)
- タクロリムス(プログラフ)
- シクロスポリン(サンディミュン)

→ 対応 PVC フリーの輸液セットを用いる。

物理的要因❸ **可塑剤の溶出**

● フタル酸ジ-2-エチルヘキシル（DEHP）が溶出してしまう現象。
  DEHP は精巣毒性をもつ。
● PVC は硬い性質のため、可塑剤である DEHP を添付してやわ
  らかくしている。

DEHPが溶出する代表的薬剤

- 脂肪乳剤（イントラリポス　　　・フルルビプロフェン（ロピ
  など）　　　　　　　　　　　　　オン）
- プロポフォール（ディプリ　　　・リポソーマル化アムホテリ
  バン）　　　　　　　　　　　　　シン B（アムビゾーム）

→ 対応 PVC フリーもしくは DEHP フリーの輸液セットを
  用いる。

化学的要因❶ **pH変化による溶解度の変化**

● 複数の注射液を混合した際の pH 変動により、溶解度が変化し、
  結晶析出や色調変化などの外観変化を起こすことがある。

pHとは？

- 酸性度を表す指標
- 注射液の理想 pH は血液と同じ 7.4
- pH7.4 から大きく外れると刺激（血管痛）を起こす

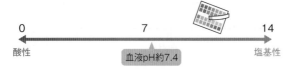

```
0                    7                    14
酸性            血液pH約7.4            塩基性
```

pH変動試験

規格pH
- 安定できるpH。注射薬のpH規格はある程度の幅をもって製造される。

試料pH
- pH変動試験に用いた試料のpH

変化点pH
- 注射薬に0.1 mol/L 塩酸(HCl)または0.1 mol/L 水酸化ナトリウム(NaOH)を添加して結晶析出や外観変化が生じた時点のpH。**変化点pHを超えるようなpHを有する注射剤と直接混合すると、配合変化を起こす可能性が高い。**

最終pH
- 注射薬に0.1 mol/L 塩酸(HCl)または0.1 mol/L 水酸化ナトリウム(NaOH)を10 mL添加しても、結晶析出や外観変化が生じなかった時点のpH。

移動指数
- 注射剤の試料pHと変化点pHまたは最終点pHの差(絶対値)。移動指数が小さいほど緩衝能が強く、そのpH領域で安定しているといえる。

例 オメプラール注用

規格pH：9.5 ～ 11.0
移動指数：酸性側 4.86、アルカリ性側 2.56

10.0 (0.1mol/L NaOH投与量)

| 0 | 1 | 2 | 3 | 4 | 5 | 6 | 7 | 8 | 9 | 10 | 11 | 12 | 13 | 14 |

微黄色・橙明

0.35
(0.1mol/L HCl投与量)　5.28
変化点pH

10.14
試料pH

12.70
最終点pH

- オメプラールの場合、アルカリ性側の緩衝能が強いため、アルカリ性側で不安定な薬剤は混合時に配合変化を生じると予測できる。

例 オメプラール注用 × ドルミカム注

● オメプラール注用

規格 pH：9.5 ～ 11.0

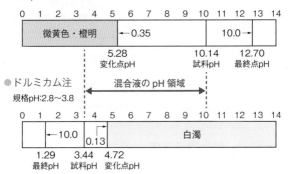

混合液の pH 領域

● ドルミカム注

規格pH：2.8～3.8

- 混合液の pH は 2 剤の試料 pH の間に必ず入る。
- この 2 剤の混合では、混合液の pH はどちらかの変化点 pH を超えるため、配合変化が起こると考えられる。

化学的要因② 濃度

● 一般的に溶液中の薬剤の分解は濃度依存であり、一次反応に従う場合が多い。

● **溶液は濃いほど分解が早い。**

例 アンピシリン（ビクシリン）調整後 24 時間後の残存率
- 25% 溶液：約 20%
- 1% 溶液：約 90%

化学的要因③ 酸-塩基反応

● 陽イオンと陰イオンを混合することで、難容性の塩を形成する化学反応。

```
┌─── 陽イオン ───┐        ┌─── 陰イオン ───┐
│ カルシウム含有製剤 │        │ 炭酸含有製剤      │
│   カルチコール    │   +    │   メイロン       │
│   塩化カルシウム   │        │ リン酸含有製剤    │
│ マグネシウム含有製剤│        │   リン酸ナトリウム │
│   硫酸マグネシウム  │        │                │
└──────────────┘        └──────────────┘
```

例 カルチコール ＋ メイロン ➡ 白濁（直後）

$Ca^{2+} + CO_3^{2-}$ ➡ $CaCO_3$

※ Ca、Mg、リンなどは輸液にも含まれることが多いので注意

➡ 対応 直接の混合は避け、単独投与を推奨する。
　　　　濃度依存であり、希釈することで反応しにくくなる。

化学的要因④　酸化還元反応

● カテコラミンは塩基性溶液中で酸化されやすい。

例 ドパミン（イノバン）＋塩基性薬物 ➡ 黒褐色

● 糖類は還元作用を有する。

例 アンピシリン（ビクシリン）＋ブドウ糖 ➡ 力価低下

➡ 対応 この組合せはなるべく避ける。

化学的要因⑤　光分解

● 光は溶液中の薬剤の酸化・還元反応あるいは加水分解を促進させる。

　光分解する代表的薬剤
　　・ビタミン A　　　　　・ビタミン B_{12}
　　・ビタミン B_2　　　　・ビタミン K　　など

➡ 対応 短時間投与 → 遮光は不要　　例 ケイツーN注
　　　　長時間投与 → 遮光が必要　　例 TPN

※ビタミン B_1 は分解に時間がかかるので遮光は不要

加水分解

● 亜硫酸塩（酸化防止剤）が特定の薬剤の加水分解を起こす。

例

| 亜硫酸塩含有薬剤
（アミノ酸製剤） | + | ガベキサート
ナファモスタット
チアミン（ビタミン B_1） | → | 分解 |

➡ 対応 この組合せはなるべく避ける。

化学的要因 ⑦ **凝析・塩析**

● コロイド製剤は多量の電解質で凝集する。

例 含糖酸化鉄（フェジン）＋生理食塩液 ➡ 凝集

➡ 対応 ブドウ糖液で希釈する。

例 カルペリチド（ハンプ）＋生理食塩液 ➡ 凝集

➡ 対応 注射用水またはブドウ糖液で溶解後、ブドウ糖液または生理食塩液で希釈する。

その他の要因 **着色**

● 糖とアミノ酸が反応して褐色となり、力価が低下する（メイラード反応）。

| 糖 | + | アミノ酸 | → | 褐色物質 | → | 力価低下 |

例 エルネオパ

➡ 上室（ブドウ糖）と下室（アミノ酸）に分かれており、投与前に開通させなければいけない。

資料

配合変化を回避するための大原則

- シリンジ内で直接混ぜない。
- ※シリンジ内で直接混合すると、混濁・沈殿を生じる可能性がきわめて高くなる。
- 容量の大きな輸液へ混合することで安定化する場合がある（希釈効果）。

1剤ずつ別々に輸液に混合し、かつ濃度の濃い、あるいは溶けにくい薬剤から先に混合すると、希釈効果により配合変化を生じにくくなる。

数時間単位で配合変化を起こす薬剤

- メインなどへ直接混合しなければ問題とならない。

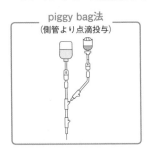

piggy bag法
（側管より点滴投与）

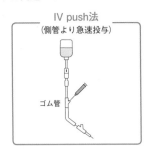

IV push法
（側管より急速投与）

ゴム管

混合直後に配合変化を起こす薬剤

- 単独ルートをとる。
- 投与前後に生理食塩液などでフラッシュをする。

本書に登場する主な略語

略語	フルスペル	和訳
ACT	activated clotting time	活性化全血凝固時間
AGEP	acute generalized exanthematous pustulosis	急性汎発性発疹性膿疱症
APTT	activated partial thromboplastin time	全血活性化部分トロンボプラスチン時間
ARDS	acute respiratory distress syndrome	急性呼吸窮迫症候群
AUC	area under the blood concentration time curve	血中濃度−時間曲線下面積
BIS	bispectral index	バイスペクトラルインデックス
CO	cardiac output	心拍出量
COPD	chronic obstructive pulmonary disease	慢性閉塞性肺疾患
CPK	creatine phosphokinase	クレアチンフォスフォキナーゼ
CRE	carbapenem-resistant enterobacteriaceae	カルバペネム耐性腸内細菌科細菌
CRRT	continuous renal replacement therapy	持続的腎代替療法
CV	central venous	中心静脈
DEHP	diethylhexyl phthalate	ノタル酸シ-2-エナルヘキシル
DIC	disseminated intravascular coagulation	播種性血管内凝固症候群
DIHS/ DRESS	drug-induced hypersensitivity syndrome/drug reaction with eosinophilia and systemic symptoms	薬剤性過敏症症候群

DOAC	direct oral anticoagulants	直接経口抗凝固薬
DPI	dry powder inhaler	ドライパウダー定量吸入器
DVT	deep vein thrombosis	深部静脈血栓症
ECMO	extracorporeal membrane oxygenation	体外式膜型人工肺
ESBL	extended spectrum β-lactamases	基質特異性拡張型βラクタマーゼ
GNC	gram negative cocci	グラム陰性球菌
GNR	gram negative rods	グラム陰性桿菌
GPC	gram positive cocci	グラム陽性球菌
GPR	gram positive rods	グラム陽性桿菌
H1RA	histamine H1 receptor antagonist	ヒスタミンH1受容体拮抗薬
H2RA	histamine H2 receptor antagonist	ヒスタミンH2受容体拮抗薬
HIT	heparin-induced thrombocytopenia	ヘパリン起因性血小板減少症
HR	heart rate	心拍数
ICU-AW	ICU acquired weakness	ICU関連筋力低下
MDI	metered dose inhaler	定量噴霧式吸入器
MIC	minimum inhibitory concentration	最小発育阻止濃度
MRCNS	methicillin-resistant coagulase negative staphylococci	メチシリン耐性コアグラーゼ陰性ブドウ球菌
MRSA	methicillin resistant *Staphylococcus aureus*	メチシリン耐性黄色ブドウ球菌
MSSA	methicillin susceptible *Staphylococcus aureus*	メチシリン感受性黄色ブドウ球菌
NPPV	noninvasive positive pressure ventilation	非侵襲的陽圧換気
NSAIDs	non-steroidal anti-inflammatory drugs	非ステロイド性抗炎症薬
PCI	percutaneous coronary intervention	経皮的冠動脈形成術

PD	pharamcodynamics	薬力学
PK	pharmcokinetics	薬物動態
PONV	postoperative nausea and vomiting	術後悪心・嘔吐
PPI	proton pump inhibitor	プロトンポンプ阻害薬
PT-INR	prothrombin time-international normalized ratio	プロトロンビン時間−国際標準化比
PVC	polyvinyl chloride	ポリ塩化ビニル
rt-PA	recombinant tissue type plasminogen activator	遺伝子組み換え組織型プラスミノゲン・アクティベータ
SABA	short acting β_2 agonists	短時間作用型吸入β_2刺激薬
SJS	Stevens-Johnson syndrome	スティーブンス・ジョンソン症候群
SLED	sustained low efficiency dialysis	低効率長時間透析
SMI	soft mist inhaler	ソフトミスト定量吸入器
SV	stroke volume	1回拍出量
TDM	therapeutic drug monitoring	薬物血中濃度モニタリング
TEN	toxic epidermal necrolysis	中毒性表皮壊死症
TIA	transient ischemic attack	一過性脳虚血発作
VAP	ventilator associated pneumonia	人工呼吸器関連肺炎

略　語

薬剤名索引

※一般名を青字で、商品名を黒字で表記しています
（一般名と商品名が同一のものは一般名のみを記載）。

310

和文

救急・ICU重要薬クイックノート

2021年 9 月15日　第1版第1刷発行 2024年 7 月24日　第1版第4刷発行	編　著　湘南鎌倉総合病院 　　　　薬剤部・集中治療部 発行者　有賀　洋文 発行所　株式会社　照林社 〒 112-0002 東京都文京区小石川 2 丁目 3-23 電　話　03-3815-4921（編集） 　　　　03-5689-7377（営業） https://www.shorinsha.co.jp/ 印刷所　共同印刷株式会社

● 本書に掲載された著作物（記事・写真・イラスト等）の翻訳・複写・転載・データベースへの取り込み、および送信に関する許諾権は、照林社が保有します。

● 本書の無断複写は、著作権法上の例外を除き禁じられています。本書を複写される場合は、事前に許諾を受けてください。また、本書をスキャンして PDF 化するなどの電子化は、私的使用に限り著作権法上認められていますが、代行業者等の第三者による電子データ化および書籍化は、いかなる場合も認められていません。

● 万一、落丁・乱丁などの不良品がございましたら、「制作部」あてにお送りください。送料小社負担にて良品とお取り替えいたします（制作部 ☎ 0120-87-1174）。

■成人の心停止アルゴリズム

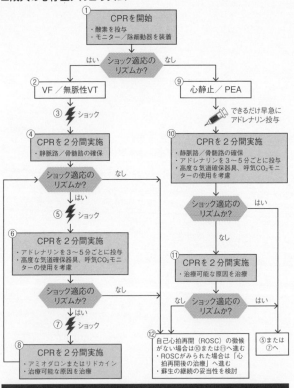

① CPRを開始
・酸素を投与
・モニター／除細動器を装着

ショック適応のリズムか？

はい → ② VF／無脈性VT

なし → ⑨ 心静止／PEA
💉 できるだけ早急にアドレナリン投与

③ ⚡ショック

④ CPRを2分間実施
・静脈路／骨髄路の確保

ショック適応のリズムか？

はい ↓

⑤ ⚡ショック

⑥ CPRを2分間実施
・アドレナリンを3～5分ごとに投与
・高度な気道確保器具、呼気CO₂モニターの使用を考慮

ショック適応のリズムか？

はい ↓

⑦ ⚡ショック

⑧ CPRを2分間実施
・アミオダロンまたはリドカイン
・治療可能な原因を治療

⑩ CPRを2分間実施
・静脈路／骨髄路の確保
・アドレナリンを3～5分ごとに投与
・高度な気道確保器具、呼気CO₂モニターの使用を考慮

ショック適応のリズムか？ **はい** →

なし ↓

⑪ CPRを2分間実施
・治療可能な原因を治療

ショック適応のリズムか？ **はい** →

なし ↓

⑫ 自己心拍再開（ROSC）の徴候がない場合は⑩または⑪へ進む
・ROSCがみられた場合は「心拍再開後の治療」へ進む
・蘇生の継続の妥当性を検討

⑤または⑦へ

薬物療法

・アドレナリン静注／骨髄内投与：3～5分ごとに1mg
・アミオダロン静注／骨髄内投与：初回投与量：300mgボーラス投与。2回目投与量：150mg
「または」
リドカイン静注／骨髄内投与：初回投与量：1～1.5mg/kg　2回目投与量：0.5～0.75mg/kg

アメリカ心臓協会：ハイライト 2020 アメリカ心臓協会（American Heart Association）CPR および
ECC のガイドライン. 2020：8.
Reprinted with permission
Highlights of the 2020 AHA Guidelines Update For CPR and ECC
c2020 American Heart Association, Inc. Rights arranged through Japan UNI Agency, Inc., Tokyo